Das Skyr Komplettset

Abnehmen mit Skyr |
Köstliche Skyr Rezepte |
Backen mit Skyr.
Das große 3 in 1 Buch! Effektiver Gewichtsverlust
durch das isländische Milchprodukt

Helga Seidel

Inhaltsverzeichnis

Vorwort

Lieber Leser, liebe Leserin,

Ich möchte mich bei dir herzlich bedanken, dass du dich für den Kauf dieses 3 in 1 Buches entschieden hast. In diesem großen Skyr Buch sind meine Werke „Abnehmen mit Skyr", „Skyr Rezepte zum Abnehmen" und „Schlanke Skyr Rezepte zum Backen" kombiniert.

Damit gebe ich dir so ziemlich alle Anleitungen und Rezepte an die Hand, um Skyr in deinem Alltag einzubauen und erfolgreich abzunehmen.

Im ersten Buch - „Abnehmen mit Skyr' - erfährst du alle wichtigen Hintergründe zu Skyr, sogar wie du Skyr selber herstellen kannst. Einige Rezepte sind ebenfalls enthalten.

Im zweiten Buch - "Skyr Rezepte zum Abnehmen" - findest du Skyr Rezepte aus verschiedensten Kategorien, um nach diesen im Alltag zu kochen.

Im dritten und letzten Teil befindet sich das Buch „Schlanke Skyr Rezepte zum Backen". Backrezepte sind in einem separaten Buch, denn es gibt einfach so viele schöne und leckere Backrezepte mit Skyr.

Also, worauf wartest du noch? Entdecke die aufregende Welt des isländischen Skyrs!

Deine Helga Seidel

Abnehmen mit Skyr

Die Komplettanleitung zum effektiven Gewichtsverlust durch das isländische Milchprodukt. Mit hilfreichen Tricks und ausgewählten Skyr Rezepten überraschend schnell zum Wunschgewicht

Inhaltsverzeichnis

Einleitung

Sicherlich hast du auch schon einmal das neue Trendprodukt namens „Skyr" im Supermarkt zwischen Joghurt, Quark und Crème Fraîche gesehen. Auch auf Instagram wird Skyr immer präsenter. Doch was hat es damit auf sich? Stimmt es, dass man mit Skyr abnehmen kann? Hier erfährst du alles, was du rund um das isländische Milchprodukt wissen musst. Außerdem gebe ich dir verschiedenste Rezeptideen und Antworten auf die häufigsten Fragen rund um Skyr. Somit bietet dieses Buch einen ausführlichen Einstieg in das Thema mit vielen praktischen Hinweisen. Für Veganerinnen und Veganer oder laktoseintolerante Menschen gebe ich einige spezielle Hinweise und Rezepte, um Skyr selbst herzustellen. Vegetarier können Skyr bedenkenlos essen, denn er wird inzwischen größtenteils ohne Lab hergestellt. Falls du den Skyr aber doch lieber kaufen möchtest, verrate ich dir, wo du ihn kaufen kannst und worauf du beim Kauf achten solltest.

Viele Menschen verlieben sich richtiggehend in Skyr und haben ihn immer in ihrem Kühlschrank stehen. Wenn du ihn selbst herstellst, wirst du stets ein paar Skyr-Kulturen im Kühlschrank haben, die die Basis für die nächste Portion darstellen. Es kann natürlich auch sein, dass dir der säuerliche Geschmack von purem Skyr nicht so gut gefällt. Dann kannst du dich für eine der Varianten in fruchtigen oder süßen Geschmacksrichtungen entscheiden oder beim Kochen und Backen den Skyr kreativ nutzen und durch Skyr schnell Joghurt und Magerquark ersetzen. Er wird häufig als Mischung aus beiden Produkten beschrieben, was Konsistenz und Geschmack angeht. Dazu hat er sehr gute Eigenschaften und Nährwerte, wie etwa die hohe Konzentration an Eiweiß in Kombination mit wenig Fett und Kalorien.

Auch in den sozialen Medien und für viele Promis ist Skyr inzwischen ein fester Alltagsbestandteil. Unter dem Hashtag #skyr findest du viele

Anregungen für köstliche Rezepte und bekommst einen ersten Eindruck davon, was du mit Skyr alles machen kannst. Außerdem bekommst du sicherlich Lust darauf, einen Urlaub in Island zu machen, um dem Milchprodukt auf den Grund zu gehen. Ich kann dir nur sagen: Es lohnt sich! Und natürlich gibt es in Island den leckersten und frischesten Skyr, der dich bestimmt begeistern wird.

Wie spricht man diesen ungewöhnlichen Namen eigentlich aus? Stelle dir vor, dass du das „y" durch ein „i" ersetzt. Um wie eine echte Isländerin oder wie ein echter Isländer zu klingen, kannst du das „r" am Ende des Wortes noch ein wenig rollen.

Wie spricht man diesen ungewöhnlichen Namen eigentlich aus? Stelle dir vor, dass du das „y" durch ein „i" ersetzt. Um wie eine echte Isländerin oder wie ein echter Isländer zu klingen, kannst du das „r" am Ende des Wortes noch ein wenig rollen.

Was ist Skyr eigentlich?

Skyr ist ein Milchprodukt aus Island, das sich am ehesten mit griechischem Joghurt oder Magerquark vergleichen lässt, aber genau genommen keines von beiden ist. Ähnlich wie beim Joghurt kommen bei der Herstellung von Skyr Bakterienkulturen zum Einsatz. Dennoch wird Skyr in Deutschland als Frischkäse deklariert. Das weiße Produkt hat eine Konsistenz, die an dickflüssigen Joghurt erinnert, und zeichnet sich durch einen sehr geringen Fettgehalt aus. Dieser liegt zwischen 0,2 und 0,5%, denn die Grundlage von Skyr ist entrahmte Kuhmilch. Früher war Skyr eine sehr wichtige Nahrungsgrundlage für isländische Bauern, die teilweise auch Schafsmilch zur Herstellung benutzten. Geschmacklich ist Skyr mild bis leicht säuerlich und lässt sich vielfältig kombinieren. Traditionellerweise essen die Isländer Heidelbeeren zu diesem Milchprodukt, aber auch viele andere Früchte oder beispielsweise Schokolade passen gut dazu. Außerdem gibt es zahlreiche herzhafte Gerichte mit Skyr. In seiner natürlichen Form schmeckt Skyr leicht süßlich und zugleich ein wenig säuerlich, ähnlich wie Joghurt, aber milder. Du kannst aber auch Varianten in verschiedenen Geschmacksrichtungen kaufen, wie zum Beispiel Vanille oder Heidelbeere.

Zur Herstellung von Skyr wird die verwendete entrahmte Milch zunächst pasteurisiert, also auf ca. 75°C erhitzt, damit garantiert keine Bakterien mehr enthalten sind. Wenn die Milch dann wieder abkühlt und eine Temperatur von 38°C erreicht hat, wird sie mit ein wenig Skyr oder mit Milchsäurebakterien versetzt, um zum Käse zu werden. Früher wurde dafür auch Lab aus dem Magen von Kälbern verwendet, aber das ist inzwischen nicht mehr der Standard. Somit ist Skyr ein rein vegetarisches Produkt. Es ist auch möglich, Skyr selbst herzustellen. Dafür findest du später in diesem Buch verschiedene Tipps und Rezepte.

Neben dem hohen Proteingehalt und dem niedrigen Fettgehalt überzeugt Skyr auch damit, dass er pro 100 Gramm nur etwa 60 Kalorien und 6,6 Kohlenhydrate enthält. Somit erinnert er an Magerquark und ist deshalb bei allen, die an gesunder Ernährung interessiert sind, sehr beliebt. Am besten verfeinerst du das pure Produkt mit ein paar Beeren oder anderen Zutaten. Sowohl salzige als auch süße Rezepte sind mit Skyr gut möglich, was ihn zu einem vielfältigen Küchenbegleiter macht. Durch das Eiweiß im Skyr unterstützt du den Erfolg einer gesunden Ernährung zusätzlich, ohne eine Diät machen zu müssen. Denn das Eiweiß unterstützt den Erhalt der Muskelmasse und sorgt für ein langanhaltendes Sättigungsgefühl. So besteht weniger Risiko für Heißhungerattacken und du kannst deine Kalorienaufnahme reduzieren. Zugleich musst du aber nicht, wie bei klassischen Diäten, Kalorien zählen oder dir bestimmte Lebensmittel „verbieten". Der Blutzucker wird durch das Eiweiß reguliert, also konstant gehalten. Dadurch fühlst du dich insgesamt wohler und ausgeglichener und hast ein gesundes Hungergefühl.

Ein weiteres attraktives Feature von Skyr ist der Kalzium-Anteil. Hier hat Skyr sogar mehr als Magerquark zu bieten, was gut für die Knochen und die Zähne ist. Zudem sind einige weitere Nährstoffe wie Kalium (auch als Potassium bekannt) und Magnesium enthalten. Zusammen mit Kalzium stärken diese beiden Mineralien das Herz und helfen dabei, Verkalkungen der Arterien zu verhindern.

Der cremige Skyr ist nicht nur als Frühstück lecker. Auch als Snack für zwischendurch eignet er sich hervorragend, um Heißhungerattacken zu bekämpfen. Er ist Teil einer gesunden und eiweißreichen Ernährung, die dir dabei hilft, deinen Körper in der Balance zu halten. Wenn du schon verschiedene Diäten ohne Erfolg (oder ohne viel Spaß) ausprobiert hast, bist du wahrscheinlich etwas frustriert. Es ist allerdings viel sinnvoller, einige fett- und zuckerhaltige Produkte durch einen Booster wie Skyr auszutauschen. So hast du gar nicht das Gefühl, eine Diät zu machen, kannst aber trotzdem leicht abnehmen. Darüber hinaus tust du deiner Gesundheit etwas Gutes. Im folgenden Kapitel erkläre ich dir, ob und wie Skyr beim Abnehmen helfen kann!

Wichtig ist es allerdings, zu betonen, dass Skyr kein „Alleinheilmittel" ist. Nur, weil jemand Skyr konsumiert, nimmt er noch lange nicht ab. Da Skyr aber wenig Fett und wenig Kalorien enthält, ist er ein sättigendes Lebensmittel, das die gefährlichen Hungerattacken verhindern kann. Außerdem hilft das Eiweiß dabei, die Muskelmasse zu erhalten, ohne sich als Fett an den Hüften oder in anderen gefährdeten Gegenden abzusetzen. Empfehlenswert ist es daher, mehrmals pro Woche Skyr zu sich zu nehmen, allerdings ohne davon Wunder zu erwarten. Viel eher unterstützt der isländische Frischkäse die gesunde Ernährung. Darüber hinaus solltest du regelmäßig Sport treiben und dich abwechslungsreich ernähren. Die bekannte Regel von fünf Portionen Obst und Gemüse pro Tag ist dafür zum Beispiel eine Orientierung. Ich erkläre dir außerdem später mehr über die nordische Ernährung, die besonders empfehlenswert ist und natürlich viel Skyr beinhaltet!

Ein weiterer wichtiger Faktor für eine gesunde Lebensweise ist das mentale Wohlbefinden. Wer sehr gestresst ist, greift schnell einmal zu einem Snack oder zu einer ungesunden Zwischenmahlzeit. Essen wird häufig dazu missbraucht, sich besser zu fühlen. Gerade Schokolade und andere zuckerhaltige Lebensmittel schütten kurzfristige Glücksgefühle aus, die in einer richtigen Sucht enden können. Daher solltest du versuchen, diesen Teufelskreis zu durchbrechen. Wenn du Zeit sparen möchtest, sollte das nicht beim Essen geschehen. Versuche lieber, etwas weniger zu arbeiten und dir stattdessen Zeit dafür zu nehmen, auf eine gesunde Ernährung zu achten. Das geht zum Beispiel, indem du möglichst viel selbst kochst. Das macht nicht nur Spaß, sondern entschleunigt auch und reduziert dadurch den Stress. Außerdem hast du die volle Kontrolle über alle Inhaltsstoffe und weißt immer, was du aufnimmst. Skyr hilft dabei, gesunde Mahlzeiten noch füllender und zugleich cremiger zu machen. Dafür findest du viele verschiedene Rezepte in diesem Buch!

Woher kommt Skyr?

Skyr hat nicht nur einen niedrigen Fettgehalt, eine gute Konsistenz und einen angenehmen Geschmack, sondern auch eine sagenumwobene Vergangenheit. Der Name Skyr kommt vom isländischen Wort Skyrgámur, das sich als Skyr, der „Gierschlund" übersetzen lässt. Damit wird einer der dreizehn isländischen Weihnachtsgesellen bezeichnet, der dem Volksmund zufolge zwischen dem 19. Dezember und dem 1. Januar die Bauernhöfe des Landes besucht. Danach kehrt er wieder in seine Berge zurück. Skyrgámur ist der achte der Weihnachtsgesellen, bei denen es sich um dreizehn ruppige Gestalten handelt, die in der Adventszeit nacheinander ankommen und sich jeweils nach 13 Tagen wieder verabschieden. Daher gibt es in Island auch 13-seitige Adventskalender. Der erste Geselle besucht die Höfe am 12. Dezember und an Heiligabend sind dann alle beisammen, bevor Nummer 1 sich am 25. Dezember wieder verabschiedet. Der letzte der auch optisch sehr spaßigen Gesellen verlässt die Höfe am 6. Januar, dem Tag der Heiligen Drei Könige. Weil die Legende so schön ist, stelle ich dir hier einmal die 13 Gesellen mitsamt ihren kulinarischen Vorlieben vor, zu denen natürlich auch Skyr gehört:

1. Stekkjastaur: Er klaut die Milch der Schafe aus dem Stall (12. bis 25. Dezember)
2. Giljagaur: Er nascht den Milchschaum (13. bis 26. Dezember)
3. Stúfur: Er isst die verbrannten Reste von Pfannen und Töpfen (14. bis 27. Dezember)
4. Þvörusleikir: Er leckt das Kochgeschirr ab (15. bis 28. Dezember)
5. Pottaskefill: Er leckt die Töpfe aus (16. bis 29. Dezember)
6. Askasleikir: Er stibitzt die Kochtöpfe und Utensilien aus der Küche (17. bis 30. Dezember)
7. Hurðaskellir: Er isst nicht, sondern macht Lärm (18. bis 31. Dezember)
8. **Skyrgámur**: Er ist der Quark-Gierschlund, der Skyr stibitzt (19. Dezember bis 1. Januar)
9. Bjúgnakrækir: Er mag besonders gern geräucherte Wurst (20. Dezember bis 2. Januar)
10. Gluggagægir: Er hat große Augen, mit denen er in die Stube glotzt (21. Dezember bis 3. Januar)

11. Gáttaþefur: Er schnüffelt am Türschlitz (22. Dezember bis 4. Januar)
12. Ketkrókur: Er raubt ein Stück von Weihnachtsbroten (23. Dezember bis 5. Januar)
13. Kertasníkir: Er nimmt den Isländern die Kerzen weg (24. Dezember bis 6. Januar)

Damit hast du einen ersten Einblick in die sagenumwobene isländische Weihnachtstradition erhalten. Bis heute stellen Kinder in Island gern einen Becher Skyr auf das Fensterbrett, um den Gierschlund in der Weihnachtszeit zu besänftigen. Manchmal sieht man den Becher auch in den Kinderschuhen oder an einem anderen strategischen Ort. Je großzügiger man sich zeigt, desto zufriedener ist der Skyr-Gierschlund und desto höher ist die Chance, dass er die eigenen Vorräte nicht einfach ungefragt verschlingt. Dennoch solltest du zwischen dem 19. Dezember und dem 1. Januar besonders gut auf deine Skyr-Vorräte aufpassen... Allerdings wissen wir nun auch, dass es Skyr schon gab, bevor die Weihnachtsgesellen die Bühne betreten haben – denn schließlich wusste einer von ihnen ganz genau, dass er das leckere Milchprodukt stibitzen möchte.

Wir gehen historisch noch weiter zurück, um die Ursprünge von Skyr zu verstehen. Schon vor über 1.100 Jahren kamen die ersten Wikinger-Siedler aus Skandinavien, genauer gesagt aus Norwegen, in Island an. Sie machten das schöne, aber kalte Land zu ihrer Heimat und konzentrierten sich zunächst einmal auf die Landwirtschaft. Das Rezept für Skyr-artige Milchprodukte hatten sie schon im Gepäck und begannen, weiter damit zu experimentieren. Schnell verbreitete sich ihr Wissen über das nährstoffreiche, gesunde und leicht herzustellende Produkt in den nordischen Ländern, aber Island ist nach wie vor der Experte, wenn es um Skyr geht. Vermutlich waren es ursprünglich die Norweger, die die erste Variante von Skyr erfunden haben. Bis heute gibt es in Norwegen Skyr, wobei damit meistens verschiedene Milchprodukte gemeint sind. Die ursprüngliche Variante von Skyr wurde nämlich außerhalb von Island schnell vergessen.

Es sind traditionellerweise die Frauen, die Skyr in Island herstellen und ihren Töchtern beibringen, wie diese selbst unter widrigen Bedingungen damit eine gesunde Ernährung für die Familie garantieren. Bis heute ist Skyr ein wichtiger Teil der Kultur des Landes. Aber schon in einigen mittelalterlichen Sagen spielt das Milchprodukt eine Rolle. Wie du sicherlich weißt, hat Island eine lange und spannende Geschichte sowie eine ganz eigene Kultur. Wichtige historische Dokumente bilden die isländischen Sagen, auch als Isländersagas bekannt, die zwischen dem 13. und 14. Jahrhundert verfasst wurden und das frühe Leben auf der Insel detailliert beschreiben. Es geht in den Sagen also vor allem um das neunte bis elfte Jahrhundert auf Island. Experten sind der Meinung, dass die Sagen sehr viel Wahrheit enthalten. Für uns ist interessant, dass bereits hier das Milchprodukt Skyr erwähnt wird!

Zum Beispiel spielt Skyr eine Rolle in der Sage von Grettir. Hier geht es um einen isländischen Schurken, Grettir Ásmundarson, der auch als Grettir der Starke bekannt war. Seine Absichten waren nicht immer schlecht, aber er hatte oft schlechte Laune und noch dazu viel Pech. Ursprünglich kam Grettir aus Norwegen, wurde aber aufgrund seiner Schandtaten aus dem Land verbannt und verbrachte sein Exil in Island. Eines Tages reiste er wieder nach Norwegen und verbrachte dort viel Zeit. Nach seiner Rückkehr besuchte er verschiedene Freunde in Island, darunter auch Audun. Die beiden kannten sich schon seit ihrer Kindheit und waren zugleich Freunde und Rivalen. Grettir wollte Audun beeindrucken, aber dieser war von seinen verschiedenen Versuchen nicht überzeugt. Daraufhin geriet Grettir in Rage und stellte Audun ein Bein. Dieser hatte aber ein Gefäß voller Skyr bei sich, das zerbrach. Wütend bewarf Audun den frechen Grettir mit Skyr und ruinierte dadurch die Kleidung, mit der dieser Eindruck schinden wollte. Die beiden prügelten sich, bis Nachbarn sie voneinander trennten.

Bis heute ist es in Island eine schlimme Beleidigung, jemanden mit Skyr zu bewerfen. Dementsprechend nutzten die Isländer das Milchprodukt, um während der Finanzkrise im Jahr 2008 ihr Parlament damit zu verschandeln und ihrem Unmut Ausdruck zu verleihen.

Eine weitere Sage, die rund um das Jahr 900 anzusiedeln ist, erzählt das Leben von Egil Skallagrimsson und seiner Familie. Egil war ein richtiger Wikinger und zugleich ein Bauer, der mit seiner Familie in diverse Machtkämpfe und Intrigen verwickelt war. Damals war es besonders wichtig, anderen Clans die eigene Macht zu demonstrieren, und es gibt ganze Bücher darüber, wie dies unter anderem mithilfe von Getränken und Lebensmitteln getan wurde. So bekam Egil zum Beispiel bei einem offiziellen Besuch am Hofe nur Skyr zu trinken serviert, obwohl es später für andere Besucher eindeutig Bier gab. Das machte Egil so wütend, dass er dem Zuständigen ein Auge ausstach. Denn

Skyr war ein Getränk für Bauern, Egil befand sich aber am Hof des Königs. Die Rivalität, die der Skyr ausgelöst hatte, endete letztendlich darin, dass Egil den Angestellten, der es gewagt hatte, ihm Skyr zu servieren, umbrachte.

Als drittes Beispiel wird Skyr in der Ljósvetninga-Sage erwähnt, in der es um das Leben der Isländer rund um den gleichnamigen See geht. Der damalige norwegische König befahl einem seiner Verbündeten, Snorri Sturluson zu ermorden, denn dieser war ein einflussreiches Mitglied der wichtigen Sturlungar-Familie. Der Mordversuch scheiterte allerdings und Gissur, der dem norwegischen König folgte, wollte wieder in die Gunst der Sturlungar eintreten. Dafür verheiratete er seinen Sohn mit einer Tochter von Snorri, aber das hatte wenig Erfolg. Kurze Zeit danach kam nämlich eine Gruppe von Sturlungar-Männern zum Haus von Gissur und ermordete aus Rache seine ganze Familie. Gissur war der einzige Überlebende, weil er sich rechtzeitig in einem Fass Skyr verstecken konnte. Später wurde Gissur vom norwegischen König mit einem Titel bedacht.

Diese Sagen verraten uns, dass Skyr, ebenso wie Milch, Käse, Fleisch und Fisch, ein wichtiges Lebensmittel der damaligen Zeit war. Sowohl die Schriftsteller, die die Sagen verfassten, als auch die Helden ihrer Geschichten nutzten Skyr als alltägliches Nahrungsmittel. Vermutlich war in der ersten Siedlungszeit die Auswahl an Produkten sogar noch größer, da die norwegischen Wikinger verschiedene Pflanzen und Getreidearten mitbrachten. Diese überlebten aber langfristig nicht in Island, weshalb die Inselbewohner sich schnell auf andere, günstige Produkte wie Skyr konzentrierten. Die Isländer sind stolz auf ihr Produkt und fest davon überzeugt, dass es sich seit der ersten Besiedlung von Island im Jahr 874 so gut wie gar nicht verändert hat. Allerdings muss es damals ein wenig flüssiger gewesen sein, denn Skyr wurde vor allem getrunken. Wichtig war es, ihn keinesfalls mit Bier zu kombinieren, was anscheinend schlimme Folgen für die Verdauung gehabt hatte – so zumindest die Legenden...

Seit dem 20. Jahrhundert hat die Skyr-Produktion in Island deutlich zugenommen, denn die Inselbewohner erkannten, dass ihre verschiedenen Milchprodukte, darunter Skyr, sich sehr gut für den Export eigneten. Zunächst waren es Frauen, die Molkereien im ganzen Land eröffneten und Butter und Skyr an ihre Landsleute verkauften. Schnell kam die Idee auf, daraus ein größeres Geschäft zu machen. Ab 1927 kooperierten Wissenschaftler mit den Skyr-Expertinnen, die ihnen beibrachten, mit welchen mittelalterlichen Methoden sie Skyr herstellten. So war es bald möglich, das Milchprodukt in großen Mengen zu produzieren. Im Jahr 1960 schrieb der Isländer Hólmfríður Pétursdóttir einen ausführlichen Bericht über die Eigenschaften und die traditionelle Art der Herstellung von Skyr. Er betonte auch, dass den Isländern schon immer bewusst war, wie gesund das Lebensmittel ist. Dennoch dauerte es noch einige Jahrzehnte, bis sich Skyr international verbreitete. Seit 2015 findest du das Produkt im deutschen Supermarkt neben dem Joghurt im Kühlregal.

Wie kann Skyr beim Abnehmen helfen?

Skyr wird immer wieder als ein Superfood bezeichnet. Die verschiedenen Anbieter lassen es in der Werbung gern so aussehen, als würdest du beim Konsum von Skyr automatisch abnehmen. Leider muss ich dir aber sagen, dass es nicht so einfach ist. Denn während du etwas isst, kannst du nicht gleichzeitig abnehmen! Das geht nur, indem du weniger Kalorien zu dir nimmst, als du verbrennst. Das heißt im Klartext, dass Sport wichtig ist, um abzunehmen. Denn zugleich möchtest du dich ja gesund ernähren und deinen Körper mit allen wichtigen Nährstoffen und Vitaminen versorgen. Immer mehr junge Frauen versuchen es leider mit einem radikalen Diätansatz, bei dem sie fast gar nichts mehr essen oder das Essen nicht bei sich behalten. Allerdings ist eine Essstörung natürlich keine Lösung dafür, wenn du mit deinem Gewicht unzufrieden bist.

Skyr kann dabei helfen, eine gesunde Ernährungsweise zu unterstützen. Wie bei jedem Lebensmittel außer Wasser nimmst du natürlich Kalorien und auch ein paar Kohlenhydrate zu dir, wenn du den isländischen Frischkäse konsumierst. Aber zugleich hat Skyr sehr gute Nährwerte, wenn man sich die entsprechende Tabelle einmal genauer anschaut. Du nimmst nämlich vor allem Eiweiß und Kalzium zu dir, sowie ein wenig Fett. Im Vergleich zu ähnlichen Produkten wie Joghurt oder Magerquark ist Skyr somit gesünder. Die Konsistenz und der Geschmack erinnern an Joghurt, während seine Nährwerte an Magerquark erinnern. Allerdings schmeckt Skyr vielen Menschen besser als Magerquark, da er frischer und nicht ganz so säuerlich schmeckt. Außerdem gibt es Skyr inzwischen in vielen leckeren Geschmacksrichtungen und er eignet sich auch hervorragend zum Kochen und Backen. In den folgenden Kapiteln stelle ich dir daher zahlreiche Rezepte vor, in denen Skyr eine wichtige Rolle spielt.

Die Antwort lautet also: Nein, Skyr allein hilft nicht beim Abnehmen. Er ist kein Wundermittel! Er unterstützt aber eine gesunde Ernährung und kann dir in Kombination mit anderen Faktoren dabei helfen, Gewicht zu verlieren. Typische Probleme, die gerade Frauen, die eine Diät machen, oft erleben, kannst du mit Skyr lösen. So bekommst du beispielsweise dank des hohen Eiweißgehalts von Skyr keine Heißhungerattacken, die deine guten Vorsätze direkt wieder zunichtemachen. Dein Sättigungsgefühl hält nach einer Mahlzeit mit Skyr länger an. Zudem reguliert der Frischkäse deinen Blutzuckerspiegel. Da er nicht viele Kohlenhydrate enthält, schlägt der Blutzucker nicht so stark aus wie bei anderen Lebensmitteln. Du musst dank Skyr nicht, wie bei so vielen anderen Diäten, weniger essen und dann Hunger leiden. Außerdem ermöglicht der isländische Frischkäse es dir, vielfältige Gerichte herzustellen, die köstlich sind. Denn sicherlich hast du schon einmal die Erfahrung gemacht, dass fettarme und zuckerfreie Diät-Gerichte nicht besonders gut schmecken. Mit Skyr kannst du weiterhin leckere Desserts oder süße Frühstücksmahlzeiten, aber auch herzhafte Speisen zu dir nehmen. Dabei ersetzt der Skyr die Kalorienbomben und sättigt und schmeckt zugleich. Du kannst ihn also wunderbar nutzen, um fettige und kalorienreiche Zutaten wie Sahne, Joghurt oder Schmand zu ersetzen. Damit macht das Abnehmen gleich viel mehr Spaß!

Die Wissenschaft hinter Skyr

Auch die Wissenschaft zeigt, dass Skyr etwas Besonderes ist. Schon seit einem Jahrtausend machen die Isländer vor, dass der Konsum von gesunden, eiweißreichen Lebensmitteln ein wichtiges Rezept für ein langes und gesundes Leben ist. Wenn du noch dazu viel Bewegung hast, musst du dich gar nicht um Diäten sorgen. Denn dein Körper wird von allein straffer und du erreichst dein Wohlfühlgewicht, ohne dich abzukämpfen. Darüber hinaus ist Skyr sehr abwechslungsreich!

Auch in der Ernährungswissenschaft spielt Skyr inzwischen eine Rolle. Dafür zeige ich dir zunächst einmal, welche Nährwerte der isländische Frischkäse hat. Das geht am besten im Vergleich zu ähnlichen Produkten:

	Eiweiß (g pro 100g)	Fett (g pro 100 g)	Zucker (g pro 100 g)	Kalorien (kcal / 100 g)
Skyr	10,7	0,2	4	66
Naturjoghurt (1,5%)	3,4	1,5	5	47
Naturjoghurt (3,5%)	4,8	3,5	5,3	72
Soja-Joghurt	6,2	3,6	2,5	71
Griechischer Joghurt	6,5	10	4,1	133
Magerquark	13,5	0,3	4	75

Wie du siehst, hat nur Magerquark noch mehr Eiweiß als Skyr. Zugleich hat der Quark aber auch mehr Kalorien. Lange Zeit war griechischer Joghurt der Hit unter Low Carb Fans und Ernährungsbewussten. Allerdings hat sich dann herausgestellt, dass er trotz seines hohen Anteils an Eiweiß auch sehr viel Fett und viele Kalorien enthält. Skyr kombiniert somit das Beste der verschiedenen Produkte!

Darüber hinaus enthält Skyr wichtige Nährstoffe, allen voran Kalzium. Dieses ist wichtig für deine Zähne und für den Knochenbau. In einer Portion Skyr mit 100 g sind etwa 100 mg Kalzium enthalten, was bereits 10% des empfohlenen täglichen Nährwertes entspricht. Studien haben bewiesen, dass eine Kalziumzufuhr durch Milchprodukte dabei hilft, die Knochen stärker zu machen und Krankheiten wie Osteoporose vorzubeugen. Außerdem erhältst du mit Skyr oder vergleichbaren Produkten die Gesundheit deiner Knochen für längere Zeit. Wusstest du, dass schwangere Frauen und vor allem stillende Frauen noch 200 bis 300 mg mehr Kalzium benötigen? Auch in dieser Zeit kannst du Skyr bedenkenlos zu dir nehmen. Er hilft dir nicht nur dabei, deinen Bedarf an Kalzium zu decken, sondern kämpft auch für dich gegen die verschiedenen Heißhungerattacken an.

Vielleicht hast du auch schon einmal negative Mythen rund um Milchprodukte und deren Auswirkungen gehört. Natürlich kannst du dich als Veganer auch ohne Milchprodukte gesund ernähren und es stimmt, dass du auf die Herkunft der Milch achten solltest. Allerdings konnten Studien jetzt beweisen, dass Milchprodukte nicht zum Auftreten von Übergewicht beitragen, wie lange vermutet wurde. Viel eher können diese Produkte dank ihres Eiweißgehaltes dabei helfen, das Gewicht zu balancieren oder sogar zu reduzieren, da sie die chemische Zusammensetzung des Körpers positiv beeinflussen. Ein ähnlicher Mythos besagt, dass Milchprodukte Diabetes fördern können. Wenn du allerdings darauf achtest, Skyr und ähnliche Produkte zu wählen, die wenig Zucker enthalten, läufst du in dieser Hinsicht keine Gefahr.

Zu weiteren Themen wird noch geforscht. Wissenschaftler haben zum Beispiel lange angenommen, dass Milchprodukte das Risiko für Herz-Kreislauf-Erkrankungen erhöhen. Das ist aber inzwischen widerlegt worden, indem gezeigt wurde, dass Menschen, die viele Milchprodukte konsumieren, kein erhöhtes Risiko aufweisen. Auch hier spielt die Art der Milchprodukte wieder eine große Rolle. Wer viele mit Zucker versetzte Lebensmittel zu sich nimmt, hat aufgrund dieser Zusatzstoffe ein größeres Risiko. Das Gleiche gilt für Akne und Pickel: Auch diese werden nicht durch Milchprodukte ausgelöst, sondern durch eine Kombination aus Veranlagung, Hauttyp und hormonellen Schwankungen. Hier ist die Wissenschaft noch nicht sicher, ob Milchprodukte überhaupt eine Rolle spielen. Du kannst also unbesorgt weiter deinen Skyr genießen!

Skyr als Teil der nordischen Ernährung

Die verschiedensten Diäten kämpfen um deine Aufmerksamkeit und werden teils sehr aggressiv vermarktet. Allerdings kennst du es sicherlich, dass du eine von ihnen ausprobierst und keine Ergebnisse erkennen kannst. Für diejenigen, die klassischen Diäten mit all ihren Verboten leid sind, ist Skyr eine wunderbare Lösung. Er ist Teil der sogenannten „Nordic Diet", wobei sich der englische Begriff „diet" hier besser als „Ernährung" übersetzen lässt. Denke einmal an die Skandinavier, insbesondere die Isländer, und daran, was für Körper sie haben.

Länder wie Mexiko und die USA haben weltweit die höchsten Anteile an Fettleibigkeit. Weit über die Hälfte der Bevölkerung ist übergewichtig, während es auch in Deutschland etwas mehr als die Hälfte ist. In Schweden und Norwegen hingegen ist es weniger als die Hälfte und auch Island hat Zahlen im Mittelfeld. Zugleich ist die Ernährung in den nordischen Ländern nicht so anders als bei uns. Daher ist es empfehlenswert, statt einer Diät einfach deine Ernährungsweise ein wenig umzustellen und dir dabei an den Nachbarländern ein Vorbild zu nehmen.

Ähnlich wie bei der mediterranen Ernährung geht es hier um naturbelassene, schonende, saisonale und frische Lebensmittel. Anstatt also fertige Produkte zu kaufen, solltest du bereit sein, selbst zu kochen. Das müssen gar nicht unbedingt komplizierte Gerichte sein. Mit einem leckeren Roggenbrot vom Bäcker, einem Stück frischen Fisch sowie etwas Skyr und Kräutern hast du bereits ein herrliches belegtes Brot gezaubert. Rotes Fleisch spielt keine große Rolle in den nordischen Ländern. Und auch Zitrusfrüchte sowie andere Produkte, die in Deutschland nicht immer leicht oder zu günstigen Preisen erhältlich sind, brauchst du nicht für die nordische Ernährung.

Dabei geht es vor allem um Fisch, Beeren, Äpfel, Kohl, Nüsse, Pilze und verschiedene Kräuter. Diese stellen einen wichtigen Teil der nordischen Ernährung dar und sind alle gut in Deutschland erhältlich. Hinzu kommt natürlich Skyr. Diesen kannst du entweder selbst herstellen, wie ich es dir später im Buch erkläre, oder im Supermarkt kaufen. Studien haben ergeben, dass Personen, die die nordische Ernährungsart befolgen, automatisch einige Kilogramm abnehmen und noch dazu bessere Cholesterinwerte aufweisen. Ich empfehle dir also, mithilfe von Ballaststoffen, Proteinen, Omega-3-Fettsäuren und weiteren Vitaminen der nordischen Ernährung eine Chance zu geben! Darüber hinaus ernährst du dich naturbewusst, umweltfreundlich, gesund und wirst schnell satt.

Skyr als Teil einer Low Carb Diät

Ein weiterer Trend, der auch dem Produkt Skyr viel Aufwind gegeben hat, ist die sogenannte Low Carb Diät, die auch als Eiweißdiät bekannt ist. Wie der Name schon andeutet, geht es darum, möglichst wenig Kohlenhydrate zum Beispiel in Form von Zucker zu sich zu nehmen. Vielmehr soll das Eiweiß dabei helfen, die Muskeln aufzubauen und so für einen schlanken, durchtrainierten Körper zu sorgen. Insbesondere Sportler folgen dieser Diät, bei der Skyr eine große Rolle spielen kann.

Die Low Carb Diät versucht, vor allem auf Proteine und auch Fette Wert zu legen. Kohlenhydrate, die dem Muskelaufbau nicht dienen und schnell verbrannt werden, sollten auf weniger als 35 g am Tag reduziert werden. Denn von Kohlenhydraten nimmt man schneller zu, da sie anders vom Körper verarbeitet werden. Wenn du weniger Kohlenhydrate (Achtung: nicht mit Kalorien verwechseln!) zu dir nimmst, verbraucht dein Körper eher seine eigenen Fettreserven. Daher handelt es sich um eine Art schonende Diät, die für viele Menschen zu einem langfristigen Lebensstil wird. Wenn du dich einmal daran gewöhnt hast, auf zuckerhaltige Lebensmittel und Süßigkeiten zu verzichten, kommt dir diese Ernährung auch schnell nicht mehr wie eine Diät oder Einschränkung vor. Neben dem Gewichtsverlust hat Low Carb auch weitere Vorteile. Du senkst deinen Blutdruck und den Cholesterinspiegel und stärkst zugleich das Herz. Für Diabetiker ist diese Art der Ernährung hervorragend geeignet und zugleich kannst du dein Risiko, Diabetes zu bekommen, mit einer Low Carb Ernährung deutlich senken.

Es gibt allerdings auch einige Nachteile bei einer Low Carb Ernährung. Dazu gehört zum Beispiel, dass sich schnell ein Jojo-Effekt einstellen kann. Zu Beginn dieser Diät nimmst du schnell ab, aber dann gewöhnt sich dein Körper daran, ohne Kohlenhydrate auszukommen. Das heißt, dass dein Gewicht sich stabilisiert, was ja zunächst etwas Gutes ist. Wenn du allerdings noch nicht bei deinem Wunschgewicht angekommen bist oder dann plötzlich wieder damit beginnst, Kohlenhydrate zu dir zu nehmen, ist es schwierig, weiterhin Fortschritte zu erkennen. Im Gegenteil, der Konsum von Kohlenhydraten nach einer längeren Low Carb Phase führt wahrscheinlich eher dazu, dass du schnell wieder zunimmst. Das bedeutet, dass du dich mit Low Carb nicht auf eine einmalige Diät, sondern direkt auf eine Lebensweise einlässt. Außerdem musst du sehr gut darauf achten, die richtigen Fette zu dir zu nehmen und durch den Verzicht auf manche Obstsorten nicht plötzlich zu wenig Vitamine aufzunehmen. Gerade Menschen, die noch neu beim Low Carb sind, berichten auch von Depressionen, schlechter Stimmung oder Stimmungsschwankungen. Zu guter Letzt forschen Wissenschaftler noch immer daran, was es bedeutet, so viele tierische Proteine zu sich zu nehmen.

Im Vergleich zwischen Low Carb und einer nordischen Ernährung ist daher zu sagen, dass Skyr bei beiden Ernährungsarten eine wichtige Rolle spielt. Er hilft insofern beim Abnehmen, als er andere Produkte ersetzt und deinen Blutzuckerspiegel reguliert. Ich empfehle dir allerdings, dich nicht auf eine Diät wie Low Carb einzulassen, da noch nicht alle Auswirkungen auf den Körper erforscht sind. Natürlich schadet es nicht, wenn du versuchst, etwas weniger Kohlenhydrate zu essen. Wenn du dich aber auf eine Zahl wie maximal 35 g Kohlenhydrate pro Tag versteifst, befindest du dich schnell wieder in einem negativen Diät- und Verbot-Mindset. Besser ist es, wenn du deine Ernährung schrittweise umstellst und dir dabei Inspiration von der nordischen Küche holst. Diese ist auch für Vegetarier gut geeignet und darüber hinaus tust du der Umwelt einen Gefallen!

Tipps zum Abnehmen mit Skyr

Wie du gesehen hast, hilft Skyr dir als Teil einer gesunden Ernährung dabei, abzunehmen. Das hängt von mehreren Faktoren ab, aber mit dem isländischen Frischkäse machst du schon einmal einen guten Start. Ich würde dir ans Herz legen, zunächst einmal auszuprobieren, ob Skyr dir schmeckt. Pur ist das Produkt ehrlich gesagt nicht besonders lecker. Auch die Isländer essen puren Skyr gern mit ein wenig Zucker und verdünnt mit Milch. Statt Zucker kannst du natürlich auch einen Zuckerersatz deiner Wahl wie etwa Erythrit oder Agavensirup nehmen. Wenn du laktoseintolerant bist, kann es gut sein, dass du Skyr in etwas geringeren Mengen dennoch gut verträgst. Denn er enthält nicht viel von dem Milchzucker, der auch als Laktose bekannt ist und für die bekannten Probleme sorgt. In dem Fall ersetzt du die hinzugegebene Milch einfach durch Pflanzenmilch oder ein anderes Produkt. Auch gibt es verschiedene Sorten Skyr mit Geschmack, die dir einen ersten Eindruck von dem isländischen Milchprodukt geben. Allerdings solltest du darauf achten, dass nicht zu viel Zucker zugesetzt ist.

Manche Menschen sind skeptisch, was Skyr angeht, weil sie nicht genau wissen, was sie damit machen können – außer ihn zu löffeln. Aber natürlich gibt es viele weitere Arten, deinen Skyr zu genießen! Dafür findest du im hinteren Teil dieses Buches zahlreiche Rezepte, die nicht nur Skyr enthalten, sondern auch sonst sehr gesund sind. Einige von ihnen sind ideal für alle, die sich für die Low Carb Ernährung entschieden haben. Aber auch die anderen Rezepte legen viel Wert auf eine gesunde Ernährung und verzichten zum Beispiel auf unnötigen Zucker und andere Kalorienbomben. Probiere einfach ein wenig herum! Selbst, wenn du nur ein paar Zutaten durch Varianten mit Skyr ersetzt, kannst du schon merken, dass das deinem Körper guttut. Statt Sahne nimmst du Skyr für das Salat-Dressing und statt Vollmilch genießt du dein Granola oder deine Beeren am Morgen mit einem Klecks Skyr. So machen es auch die Isländer und andere Anhänger der nordischen Ernährung. Das schmeckt nicht nur, sondern sorgt auch dafür, dass du tagsüber weniger Heißhungerattacken hast. Und genau die sind es normalerweise, die dir zum Verhängnis werden, weil du in der Hitze des Moments zu ungesunden Produkten greifst oder zu viel isst.

Das bedeutet, dass du Skyr als regulierendes Lebensmittel verstehen solltest. Versuche, ihn auch dann einzusetzen, wenn es gar nicht unbedingt um den Geschmack geht. Er zaubert eine cremige Konsistenz und sorgt dafür, dass du eher satt wirst. Somit kannst du ein wenig tricksen und bei salzigen Gerichten kleinere Portionen essen, da du dank Skyr schnell viel Eiweiß zu dir nimmst. Für zwischendurch stelle ich dir süße und salzige Snacks mit Skyr vor, die dabei helfen, einen langen Vormittag im Büro oder einen langweiligen Sonntagnachmittag zu überstehen.

Die Frage, wie häufig du Skyr zu dir nehmen solltest, lässt sich nicht so leicht beantworten. Ich habe fast immer einen Becher Natur-Skyr in meinem Kühlschrank. Manchmal rühre ich ihn über Tage hinweg nicht an, manchmal muss ich beinahe täglich Nachschub kaufen. Höre gut auf dein Appetitgefühl und achte auch in der anfänglichen Begeisterung für Skyr darauf, nicht zu viel von dem Produkt zu essen. Es ist zwar nicht schädlich, aber der übermäßige Konsum kann dafür sorgen, dass du bald keine Lust mehr auf Skyr hast. Besser ist es, wenn du ihn als Fitness-Booster verstehst, der immer mal wieder zum Einsatz kommt. In versteckter Form, also beispielsweise in der Form von Soße, Skyr-Creme oder Sahne-Ersatz, kannst du Skyr hingegen fast täglich benutzen. Damit wird deine Kochkunst automatisch sättigender, eiweißhaltiger und gesünder. Außerdem nimmst du viel Kalzium zu dir!

Wie du siehst, ist Skyr ideal geeignet, um dich beim Abnehmen ein wenig zu unterstützen. Am besten entscheidest du dich für die Natur-Variante, da in dieser keine zusätzlichen Süßstoffe enthalten sind. Darüber hinaus solltest du weitere Fitness-Tipps berücksichtigen, dich ausreichend bewegen und Stress nach Möglichkeit vermeiden. Außerdem ist es wichtig, dass du versuchst, deinen Zuckerinput zumindest ein wenig zu reduzieren. Arbeite an deinen „habits", an den kleinen Alltagsgewohnheiten, und schon bald wirst du merken, dass dein Körper straffer, schlanker und sportlicher wird. Mein Tipp: Versuche dich auch an Yoga an Meditation! In Kombination mit Sport straffst du so deinen Körper, aber, was noch viel wichtiger ist, du arbeitest auch an deinem Geist. Du lernst, dich schneller zu entspannen, besser auf dein mentales Wohlbefinden zu achten und Stress vorzubeugen.

Weitere wichtige Empfehlungen für eine gesunde Lebensweise

Es reicht also nicht, wenn du ab jetzt dreimal täglich Skyr isst. Dadurch kannst du zwar fetthaltigere und kalorienreiche Produkte vermeiden, aber natürlich nimmst du nach wie vor Nährstoffe und Kalorien zu dir. Daher empfehle ich dir, zusätzlich zum regelmäßigen Konsum von Skyr und anderen eiweißreichen und gesunden Lebensmitteln auch darauf zu achten, dich ausreichend zu bewegen. Es gibt viele verschiedene Sportprogramme und Sportarten, denen du folgen kannst. Wichtig ist, dass du herausfindest, was für dich persönlich am besten funktioniert. Denn die Vielzahl der Programme deutet auch darauf hin, dass keines so gute Ergebnisse zeigt, dass alle Nutzer und Nutzerinnen damit zufrieden sind. Anstatt also den Versprechungen von Apps und 30-Tages-Programmen blind zu vertrauen, ist es besser, wenn du dich selbst ausführlich mit dem Thema beschäftigst. Die Ernährung bildet einen wichtigen Bestandteil für einen gesunden Lebensstil. Darüber hinaus gibt es aber noch andere Aspekte, denen du Aufmerksamkeit schenken solltest – unabhängig davon, ob du abnehmen möchtest oder ob es dir vor allem darum geht, dich bewusster und gesünder zu ernähren.

Ich empfehle dir, zunächst einmal eine Liste zu erstellen, auf der du deine Ziele in schriftlicher Form festhältst. Setze dich selbst nicht allzu sehr unter Druck! Anstatt mit Zahlen für Kilogramm Angaben um dich zu werfen, ist es wichtiger, dass du dich insgesamt gut fühlst. Dafür musst du dem Problem auf den Grund gehen: Hast du vielleicht keine Zeit, um gesund zu kochen? Hast du immer wieder Heißhungerattacken? Hast du das Gefühl, deine Familie unterstützt deinen Wunsch, dich gesünder zu ernähren, nicht? Oder hast du einfach noch keinen Sport gefunden, der dich ausreichend motiviert? Die gute Nachricht lautet: Für all diese Probleme gibt es eine Lösung!

Wenn du das Gefühl hast, dass du dich nicht gut ernährst, weil dein Selbstwertgefühl mangelhaft ist, oder wenn du vielleicht weißt, dass eine andere psychische Erkrankung mit im Spiel ist, brauchst du eventuell professionelle Hilfe. Indem du dich auf eine Therapie einlässt oder einer Selbsthilfegruppe beitrittst, kannst du besser mit diesem Thema umgehen. Denn Gewichtsprobleme oder Heißhungerattacken sind häufig ein Hinweis darauf, dass die Seele erkrankt ist. Zum Glück sind psychische Krankheiten inzwischen anerkannt und werden ebenso ernst genommen wie körperliche.

Du wirst sehen, dass dir eine gesunde Ernährung viel leichter fällt, sobald du mit dir selbst im Reinen bist.

Vielleicht sind es aber auch einfach organisatorische oder emotionale Gründe, die dir im Weg stehen. Versuche, ganz ehrlich mit dir selbst zu sein und herauszufinden, wo der Schuh drückt. Vielleicht stürzt du dich in deine Arbeit, weil du mit deinem Partner Probleme hast, und vielleicht bist du so mit deinen Kindern beschäftigt, dass du gar keine Zeit mehr für dich selbst hast. Die Tatsache, dass du dieses Buch liest und dich also mit dem Thema Ernährung beschäftigst, ist bereits ein guter erster Schritt. Ich möchte aber noch einmal betonen, dass Skyr auf keinen Fall die alleinige Lösung ist! Das mag in der Werbung zwar so aussehen, aber der Weg zu einer gesunden Ernährung und zu einem sportlichen Körper, indem du dich wohlfühlst, ist noch länger.

Aber: Wo ein Wille ist, ist auch ein Weg! In diesem Buch lernst du zahlreiche Rezepte kennen und siehst, dass es gar nicht so schwer ist, gesund, abwechslungsreich, lecker und noch dazu günstig zu kochen. Damit hast du schon mal die Inspiration, die dir vielleicht noch fehlt. Außerdem weißt du am Ende in etwa, welche Nährstoffe gut für dich sind und dass der wichtigste Schritt zum Abnehmen darin besteht, Zucker zu reduzieren und sportlich aktiv zu werden. Sowohl das Kochen als auch der Sport reduzieren Stress. Sobald du also einmal einen Anfang gemacht hast, ist es leicht, aus dem Teufelskreis einen positiven Kreis, sozusagen einen „Engelskreis", zu machen. Versuche es doch einfach mit einem der Rezepte, das dir am meisten zusagt. So überzeugst du Freunde, Familie und Kinder davon, wie lecker es sein kann, sich gesund und mit Skyr zu ernähren. Idealerweise kocht ihr dann öfter zusammen oder du lässt dich auch einmal bekochen. Am einfachsten ist es nämlich, den gesunden Ernährungsstil gemeinsam mit anderen Personen umzusetzen. Das macht viel Spaß und stärkt Beziehungen!

Du musst natürlich auch nicht direkt einen Sport finden, bei dem du für immer bleibst. Am besten probierst du verschiedene Sportarten aus, indem du Tage der offenen Tür oder kostenlose Probestunden ausnutzt. Wenn es am Geld mangelt, findest du auch auf YouTube viele gratis Angebote mit einem persönlichen Touch. Alternativ kannst du mit Freunden eine Jogging-Gruppe organisieren, gemeinsam wandern gehen oder einem anderen Sport nachgehen, der nichts kostet, gut in deinen Alltag passt und noch dazu an der frischen Luft stattfindet. Denke einfach immer wieder an die Skandinavier, die zum Beispiel mit ihren Hunden spazieren gehen oder schwimmen.

Vielleicht ist es an der Zeit, dir ein Haustier, das Auslauf braucht, zuzulegen? Hilfreich ist es auch, wenn du einen Fitness-Tracker oder eine Smartwatch hast. Denn diese Geräte haben viele Programme, die dir zeigen, wie viele Kalorien du verbrennst, wie viele Schritte du am Tag machst und zu welchen Uhrzeiten du dich zu wenig bewegst. Sobald du die für dich richtige Sportart gefunden hast, wird es dir richtig Spaß machen, an deinem Körper zu arbeiten. Noch dazu reduzierst du Stress, verbringst Zeit mit Personen, die du gernhast, und bildest neue Gewohnheiten aus. Darauf direkt einen leckeren Snack mit Skyr!

Wie kommst du an Skyr?

Seit Skyr zum ersten Mal im Jahr 2015 in Deutschland angekommen ist, hat er eine steile Erfolgskurve hinter sich gebracht. Daher findest du Skyr inzwischen in fast jedem Supermarkt zwischen Quark und Joghurt. Es gibt verschiedene Marken, von denen Arla wahrscheinlich die bekannteste ist. Wenn du sparen möchtest, kannst du einen der Skyrs von Lidl, Aldi oder einem anderen Discounter deiner Wahl kaufen. Diese Milchprodukte heißen nicht immer Skyr, haben aber die gleichen Inhaltsstoffe und sind de facto das gleiche Produkt. Neben dem Natur-Skyr findest du verschiedene Geschmacksrichtungen, aber auch Skyr-Drinks, fertig vorbereiteten Frozen Skyr als Ersatz für Eis, sowie Skyrella. Letzterer ist ein Versuch, einen fettarmen Mozzarella-Käse herzustellen – ich kann dir nur empfehlen, den Skyrella selbst einmal auszuprobieren, um zu sehen, ob er dir schmeckt.

Dies sind die in Deutschland geläufigen Marken für Skyr:

- Arla
- Milbona
- Milram
- Milsa
- Zott
- Gut & günstig

In Österreich kannst du bei Hofer nach der Hausmarke Desira schauen und wirst dort ebenfalls einen Skyr finden. Für Schweizer und Schweizerinnen gilt, dass der Migros ein guter Anlaufpunkt ist. In diesem Supermarkt gibt es nämlich YOU Skyr, der in der Schweiz hergestellt wird. Außerdem ist der sonst eher in Großbritannien verbreitete ísey Skyr in der Schweiz erhältlich.

Hier kannst du Skyr kaufen

Die meisten Menschen kaufen Skyr einfach bei ihrem Wocheneinkauf im Supermarkt mit ein. Sei es Edeka, famila oder Rewe; Lidl, Aldi oder Penny; oder noch ein ganz anderer Discounter – sicherlich wirst du im Kühlregal bei deiner Suche nach Skyr fündig. Zum Beispiel bekommst du den preisgekrönten Milbona-Skyr bei Lidl und den Milsa-Skyr bei Aldi. Bei Edeka findest du sowohl den Skyr von Arla als auch eine Variante der Hausmarke Gut & Günstig. Penny und Rewe haben ebenfalls den Arla-Skyr im Sortiment.

Es lohnt sich, einen kleinen Preisvergleich vorzunehmen. Denn der Haupt-Nachteil von Skyr besteht darin, dass er nicht ganz günstig ist. Bei der gleichen Menge kostet er fast doppelt so viel wie Magerquark. Außerdem haben viele Hersteller von Skyr inzwischen 450 ml Becher im Angebot, die auf den ersten Blick aber aussehen, als würden sie 500 ml enthalten. Achte daher gut darauf, wie viel 100 ml Skyr pro Produkt kosten, um deinen Favoriten zu finden. Darüber hinaus spielt natürlich der Geschmack eine wichtige Rolle. Vielleicht schmecken dir bestimmte Geschmacksrichtungen von Skyr besonders gut, vielleicht bevorzugst du auch ein Produkt wie einen Skyr-Drink oder den erwähnten Skyrella.

Aber du musst Skyr auch nicht im Supermarkt kaufen. Online gibt es inzwischen ein großes Angebot von Lieferanten und auch die bekannten Supermarktketten liefern gern zu dir nach Hause. Schau auch mal bei Amazon und anderen Anbietern vorbei. Wichtig ist bei der Lieferung von Skyr natürlich, dass die Kühlkette nicht unterbrochen wird. Daher empfehle ich dir, in den Rezensionen von anderen Kunden nachzuschauen, ob diese mit der Qualität des online bestellen Skyrs zufrieden waren. Vor allem, wenn du größere Mengen an Skyr besorgst, kann es deutlich günstiger sein, online eine große Lieferung zu bestellen. Und falls du Kontakte zu einer Meierei oder einer der Marken hast, die Skyr herstellen, kannst du mit diesen ebenfalls verhandeln, ob eine Großlieferung möglich ist. Das ist vor allem dann sinnvoll, wenn du gemeinsam mit Freunden oder Familie zusammenlegst. So könnt ihr einen richtigen Skyr-Club eröffnen und gemeinsam dafür sorgen, dass ihr alle ein wenig spart und noch dazu eine große Menge an Skyr für die nächsten Rezepte zur Verfügung habt.

Eine weitere Variante besteht darin, Skyr selbst zu machen. Das ist gar nicht so schwer und ich erkläre dir im Anschluss an die verschiedenen Rezeptvorschläge in meinem Buch, wie das geht. Allerdings sollten Vegetarier darauf achten, kein Lab zu benutzen. Stattdessen solltest du Milchbakterien besorgen, die ebenfalls dafür sorgen, dass dein isländischer Frischkäse flockt und dadurch erst zum Käse wird. Mit ein wenig Übung ist es ein Leichtes, daheim Skyr herzustellen, und du hast außerdem die volle Kontrolle über den Preis und die Inhaltsstoffe!

Besondere Varianten von Skyr

Je nach Marke gibt es verschiedene Ausführungen von Skyr. Es bleibt dabei, dass der Natur-Skyr am gesündesten ist, da er keine unnötigen Zusatzstoffe enthält. Allerdings lohnt es sich immer, einen Blick auf die Zutatenliste zu werfen. Es gibt sogar Apps, mit denen du den Barcode von einem Lebensmittel direkt im Geschäft scannen kannst, um zu sehen, ob sich bedenkliche Inhaltsstoffe wie nicht-vegetarische Zutaten oder Zucker lastige Chemikalien in dem Produkt befinden. Normalerweise findest du die Skyr-Becher entweder in der Größe 450 ml oder in kleineren 150 ml Bechern. Arla bietet neben dem Natur-Skyr und einem Vanille-Skyr zum Beispiel die Geschmacksrichtungen Himbeere-Cranberry, Heidelbeere-Holunder, Aprikose-Sanddornbeere, Nordische Kirsche und Erdbeere an. Ich persönlich bin ein großer Fan der klassischen Heidelbeer-Geschmacksrichtung! Aber ich empfehle dir, von jedem Geschmack einen kleinen Becher zu kaufen, um herauszufinden, welcher dir am besten schmeckt.

Bei Milram hingegen gibt es aktuell einen Natur-Skyr und dazu Skyr Drinks in den Geschmacksrichtungen Apfel-Birne sowie Brombeere-Johannisbeere. Dabei handelt es sich um einen mit Milch versetzten Skyr, den du, statt ihn zu löffeln, einfach austrinkst. Das ist natürlich im Büro oder unterwegs besonders praktisch. Für warme Tage hat Milram ein Skyr Eis in der Geschmacksrichtung Aprikose-Sanddorn im Sortiment. Alternativ kannst du dich für Himbeer-Cranberry-Eis mit Skyr entscheiden. Bei Milbona gibt es die Sorten Heidelbeere, Himbeere, Erdbeere und Vanille. Das ist für alle, die lieber nur eine Frucht in ihrem Skyr mögen, eine gute Variante. Natürlich ändern die verschiedenen Supermärkte ihr Sortiment immer wieder und du darfst damit rechnen, dass es zukünftig immer mehr Skyr Geschmacksrichtungen und Variationen geben wird. Sie alle sind sehr lecker! Wenn dir aber nach einem Skyr-Drink oder einem Eis mit Skyr ist, empfehle ich dir, zunächst einmal die hausgemachte Variante zu probieren. Ich stelle dir verschiedene Nachspeisen und Snacks mit Skyr vor, die Rezepte für Drinks und Eis sowie Frozen Skyr enthalten. Im Zweifelsfall sind die selbstgemachten Skyr-Snacks nämlich deutlich gesünder!

Milbona hat neben den verschiedenen Skyr-Sorten auch den erwähnten „Skyrella", eine Variante von Mozzarella, im Sortiment. Dieses Produkt hat 50% mehr Proteine als der herkömmliche Mozzarella, zugleich aber etwa 90% weniger Fett. Er sieht genauso aus wie Mozzarella und schmeckt auch ganz ähnlich. Probiere ihn einfach mal aus! Wichtig ist aber auch, dass du bei aller Liebe zur gesunden Ernährung nicht vergisst, ab und zu einfach mal einen „Cheat Day" einzulegen. Wenn es gerade nur Pizza gibt oder dir nach einem Tomate-Mozzarella-Salat bei deinem Lieblingsitaliener ist, solltest du nicht darauf verzichten, nur, weil es keinen Skyrella gibt. Als Snack für daheim hingegen ist diese Variante nicht verkehrt.

Darauf solltest du beim Kauf von Skyr achten

Neben dem Kauf und dem Geschmack von Skyr ist es wichtig, darauf zu achten, was in dem Produkt enthalten ist. Das gilt vor allem für Vegetarier, die nach Möglichkeit keine Produkte mit Lab konsumieren sollten. Skyr wurde traditionellerweise mit diesem Stoff aus dem Magen von Kälbern hergestellt, da er leicht zu bekommen war. Damit ist er aber strenggenommen nicht mehr vegetarisch. In der industriellen Herstellung von Skyr werden heutzutage sowohl aus Kostengründen als auch aus Respekt vor der vegetarischen Zielgruppe Milchsäurebakterien verwendet. Dennoch lohnt es sich, einen Blick auf die Zutatenliste zu werfen, wenn du ganz sichergehen möchtest.

Außerdem solltest du überprüfen, wie viel Zucker im Skyr enthalten ist. Der Fruchtanteil ist ebenfalls interessant. Die viel beschworene „Fruchtmischung" oder „Fruchtzubereitung", deren prozentualer Anteil oft bei 20% liegt, lässt sich bei näherem Hinschauen als Mischung aus Frucht, Aroma und Süßungsmitteln entlarven. Daher handelt es sich häufig eher um einen Fruchtanteil von 10% im Skyr. Dafür rechnest du einfach die Angaben der Früchte oder Fruchtpürees in der Zutatenliste zusammen. Da die Skyrs mit Geschmacksrichtung meistens so einige Zuckerarten und weitere Zusatzstoffe enthalten, solltest du dich im Zweifelsfall für die

Natur-Variante entscheiden. Dieser kannst du dann zuhause immer noch das Obst deiner Wahl oder einen gesunden Süßstoff zusetzen, um deinen eigenen Frucht-Skyr herzustellen.

Es lohnt sich auch, unbekannte Zutaten einmal nachzuschlagen. Beispielsweise findest du im Frucht-Skyr in Deutschland häufig Aspartam. Dabei handelt es sich um einen künstlichen Süßstoff, der unter anderem in Coca-Cola Light enthalten ist. Die Wissenschaft ist sich noch nicht ganz einig, aber es gibt Hinweise darauf, dass Aspartam Nebenwirkungen wie Kopfschmerzen oder Übelkeit verursacht und vielleicht sogar krebserregend ist. Aber keine Sorge, das gilt nur für große Mengen. Mit einem kleinen Becher Skyr wirst du die nötigen Werte gar nicht erreichen. Dennoch ist es natürlich kein schönes Gefühl, wenn ein eigentlich so natürliches Produkt durch künstliche Süßstoffe verändert wird. Vorsicht daher auch bei Acesulfam K, einem weiteren chemischen Produkt für zum Süßen! Versuche immer lieber, daheim selbst ein wenig nachzusüßen, wenn nötig.

Die Qualität der Milch

Eine andere Frage, die mir immer wieder gestellt wird, bezieht sich auf die Qualität der für den Skyr verwendeten Milch. Denn schließlich ist Magermilch die wichtigste Zutat im isländischen Frischkäse. Die gute Nachricht lautet: Ich kann dich beruhigen, denn die pasteurisierte Milch ist sehr sicher. Je nach Hersteller von deinem Skyr kannst du auf der jeweiligen Website nachschauen, um weitere Informationen zur verwendeten Milch zu erhalten.

Du machst dir Sorgen wegen des Recombinant Bovine Growth Hormones (RGBH)? Das Wachstumshormon für Rinder wurde früher in der Milchproduktion häufig benutzt und ist in Deutschland auch als Rinder-Somatotropin (RST) bekannt. Allerdings ist es inzwischen in der EU verboten, das Hormon zur Behandlung von Rindern einzusetzen, um eine erhöhte Milchproduktion zu erreichen. Untersuchungen haben gezeigt, dass dieses Hormon Auswirkungen auf die Gesundheit der Kühe hatte. Die Milchzusammensetzung hingegen verändert sich durch die Zugabe von RST nicht. Allerdings musst du dir darum auch keine Sorgen machen, da dieser Zusatzstoff inzwischen in der EU verboten ist. Das heißt, dass selbst in anderen Ländern hergestellter Skyr, dessen Milch RST enthalten könnte, in Deutschland nicht verkauft werden darf. Nur, wenn du in den USA bist und dort Skyr zu dir nimmst, besteht ein Risiko, dass die Kuhmilch von schlechterer Qualität ist. Dennoch wirst du aufgrund der Tatsache, dass die Milch gründlich pasteurisiert wurde, keinen Schaden davontragen. Daher ist das RST eher ein Thema für Tierschützer.

Wenn du insgesamt gegen industrielle Tierhaltung bist, ist es etwas schwieriger mit dem Skyr. Denn es ist schwer, nachzuvollziehen, woher die jeweils genutzte Milch eigentlich kommt. Selbst, wenn der Hersteller angibt, dass es sich um Bio-Milch handelt, kann es gut sein, dass diese aus industrieller Tierhaltung kommt. Als Veganer solltest du statt Skyr ohnehin lieber einen Soja-Quark oder einen Soja-Joghurt wählen. Außerdem stelle ich dir später im Buch vor, wie du Skyr selbst machen kannst. Dabei hast du dann mehr Einfluss auf die Auswahl der Milch. Am besten ist es natürlich, wenn du diese von einem Bauernhof oder aus einer Meierei deines Vertrauens beziehst. Alternativ kannst du auch aus pflanzlicher Milch eine Art Quark herstellen, der ein Skyr-Ersatz ist.

Laktoseintolerante Menschen haben nur selten Probleme mit Skyr. Zumindest in geringen Mengen kannst du das isländische Produkt genießen, denn dank der enthaltenen Milchsäurebakterien fördert das probiotische Milchprodukt die Verdauung eher, als ihr zu schaden. Außerdem wird bei der Herstellung von Skyr magere Milch verwendet, die wenig Laktose enthält. So kommt Skyr nur auf etwa 5 Gramm Laktose pro 100 Gramm Produkt. Solange du nicht gegen Milchproteine wie Casein, alpha-Laktalbumin oder beta-Laktoglobulin allergisch bist, solltest du Skyr eine Chance geben!

Zwischenfazit: Auf Natur-Skyr setzen

Im ersten Teil des Buches hast du mehr über die sagenumwobene Geschichte von Skyr erfahren und weißt nun auch in etwa, wie er hergestellt wird. In einem Natur-Skyr, den du im Supermarkt kaufst, ist neben den Milchsäurebakterien auch wirklich nur magere oder entfettete Milch enthalten. Daher empfehle ich dir, stets auf dieses Produkt zu setzen. In seiner reinen Form ist es zwar nicht direkt zum Weglöffeln geeignet, aber mit ein paar Zusätzen wie einer köstlichen Frucht, ein paar Schokoraspeln oder deinem liebsten Müsli hast du schnell einen leckeren Snack kreiert. In den folgenden Kapiteln findest du außerdem zahlreiche Rezepte für das Frühstück, für süße und salzige Snacks, Vorspeisen, Hauptspeisen und Nachspeisen mit Skyr. So lernst du, wie vielfältig der isländische Frischkäse ist, und wirst schon bald immer einen Becher auf Vorrat im Kühlschrank haben.

Dabei solltest du im Hinterkopf behalten, dass Skyr als Fitness-Booster zum Abnehmen beitragen kann, aber natürlich kein Alleinheilmittel ist. Das Besondere an Skyr ist, dass er so viel Eiweiß enthält und zugleich wenig Fett und Kohlenhydrate sowie kaum Kalorien aufweist. Für eine gesunde Ernährung, mit der du Muskeln aufbaust, ein wenig Gewicht abnimmst oder einfach ausgewogen leben möchtest, ist Skyr daher eine wichtige Zutat. Auch für alle, die der Low Carb Diät folgen, gehört Skyr auf den Speiseplan. Du kannst ihn als Zwischenmahlzeit nutzen, was den Vorteil hat, dass du viel Eiweiß zu dir nimmst und zugleich deinen Blutzuckerspiegel regulierst. Dadurch bleibst du länger satt und fühlst dich fit, nicht aufgebläht oder gar nach kurzer Zeit wieder hungrig. Kurz gesagt, Skyr hilft dir dabei, deinen Körper in Form zu bringen und ihn mit Nährstoffen zu versorgen, ist aber kein alleiniges Diät-Lebensmittel. Durch den Konsum von Skyr in Kombination mit anderen guten Gewohnheiten (Stichwörter Sport und nordische Ernährung) nimmst du wie nebenbei ab und tust zudem deinem Körper einen großen Gefallen!

Frühstücksrezepte und süße Snacks mit Skyr

Viele Menschen sind bereits an Skyr interessiert oder kennen den Booster als leckeren Snack für zwischendurch. Aber wusstest du, dass man mit Skyr auch die verschiedensten Gerichte kochen kann? Damit du seine Vielseitigkeit kennenlernst, stelle ich dir im Folgenden einige Rezepte vor. Dazu gehören Skyr-Rezeptideen für das Frühstück, für süße Snacks, für salzige Snacks und Vorspeisen, für herzhafte Mahlzeiten, Nach- und Süßspeisen. Du wirst sehen, dass sich deine Sammlung an gesunden Rezepten sprunghaft erweitert. Außerdem begeisterst du Freunde und Familie, die sicherlich schon bald gemeinsam mit dir Großlieferungen von Skyr bestellen. Ihr könnt sogar gemeinsam damit experimentieren, selbst Skyr herzustellen. Dafür findest du im Kapitel nach den Süßspeisen eine Anleitung.

In den folgenden Kapiteln findest du zunächst die Rezepte für süße, herzhafte und salzige Speisen mit Skyr. Das Milchprodukt kann dich nämlich den ganzen Tag über begleiten und da es so vielfältig ist, langweilst du dich garantiert nicht! Übrigens, wenn du noch weitere Rezepte brauchst, solltest du nach den Food-Bloggern von Arla schauen. Diese bekannten Blogger haben im Auftrag der dänischen Marke, die Skyr europaweit vermarktet, neue Rezeptideen kreiert. Wie wäre es, wenn du es ihnen gleichtust und deine besten Skyr-Kreationen direkt auf sozialen Medien teilst? Mit Bildern von appetitlichen Essen erhältst du viele Likes und erklärst zudem all deinen Followern auf einmal, dass du Wert auf gesunde Ernährung legst. So beginnen interessante Gespräche und gegenseitige Inspiration. Ich fange hier mit einer Rezeptsammlung für das Frühstück an:

Overnight Porridge

Nährwerte pro Portion: 456 kcal, 55 g KH, 31 g EW, 13 g FE.
Punkte pro Portion: 14

Zum Frühstück könnte es beispielsweise statt süßen Cornflakes mit Milch ein köstliches Overnight Porridge geben. Dieser Haferbrei wird schon am Abend vorher vorbereitet und über Nacht in den Kühlschrank gestellt. So hast du morgens einen schnellen Start.

Du brauchst für <u>eine Portion</u> die folgenden Zutaten:

- 30 g Haferflocken
- 1 EL Sonnenblumenkerne
- 1 EL Kürbiskerne
- 1 EL Rosinen
- 1 getrocknete und gehackte Aprikose
- 150 ml Milch (am besten 1,5%)
- 150 ml Skyr
- Topping nach Wunsch, zum Beispiel frisches Obst, Schokoladenraspel oder Nüsse

Zubereitung:

1. Du mischst abends einfach alle Zutaten bis auf das Topping, füllst die Masse in einen luftdichten Behälter und stellst sie in den Kühlschrank.
2. Morgens musst du nur noch einmal umrühren, das Porridge nach Geschmack garnieren und das Frühstück genießen! Es sättigt, kräftigt dich und ist noch dazu sehr gesund.

Übrigens: Im Kühlschrank hält sich ein Overnight Porridge für bis zu vier Tage. So kannst du auch eine größere Portion vorbereiten und bist für die ganze nächste Woche bereits mit Frühstück versorgt.

Apfelporridge mit Skyr

Nährwerte pro Portion: 444 kcal, 43 g KH, 17 g EW, 21 g FE.
Punkte pro Portion: 14

Für Diabetiker und alle anderen, die Wert darauflegen, ohne Zucker zu frühstücken, ist Skyr ebenfalls die richtige Wahl. Er macht es möglich, auf Süßungsmittel zu verzichten und nicht einmal den in klassischer Milch enthaltenen Zucker zu sich nehmen zu müssen. Dieses Rezept für ein köstliches Apfelporridge erhält seine Süße von den Äpfeln. Du suchst dir am besten deine liebste Apfelsorte aus, mit der du auch steuern kannst, ob es sich um ein süßes oder ein säuerlich-frisches Porridge handeln soll. Besonders gut schmecken natürlich die Äpfel aus dem eigenen Garten!

So bereitest du eine Portion zu:

- 2 EL kernige Haferflocken
- 75 ml fettarme Milch
- 1 Apfel
- 60 ml Skyr
- 1 TL Honig bei Bedarf
- 2 EL Orangensaft (idealerweise frisch gepresst)
- Walnüsse

Zubereitung:

1. Zunächst hackst du die Nüsse und vermischst sie mit den Haferflocken. Dann gießt du die Milch über die Mischung und lässt das Ganze über Nacht einweichen.
2. Wenn du das Porridge direkt genießen möchtest, kannst du es auch in einem Topf aufkochen.
3. Dann wäschst, entkernst und würfelst du die Äpfel, mischst sie mit dem Orangensaft (oder alternativ Zitronensaft) und verteilst sie auf dem Porridge.
4. Obendrauf kommt Skyr. Mit ein paar ganzen Nüssen und Honig nach Wahl garniert ist das leckere, gesunde Frühstück schnell fertig!

Vanille-Himbeer-Skyr

Nährwerte pro Portion: 165 kcal, 17 g KH, 22 g EW, 1 g FE.
Punkte pro Portion: 0

Vor allem im Sommer, wenn endlich wieder Beeren Saison ist, stellt diese Skyr-Variante das optimale Frühstück dar. Denn dann kannst du den Skyr mit echten Himbeeren oder anderen Früchten deiner Wahl verrühren. Wenn du es wie die Isländer machen möchtest, solltest du Heidelbeeren wählen. Aber auch viele andere Beeren eignen sich hervorragend. Und das Beste ist, du kannst auch Beeren oder Obstsorten benutzen, die schon ein wenig älter sind und braune Stellen haben. Da du sie nämlich mit einem Löffel zerdrückst oder im Mixer pürierst, macht es gar nichts, dass sie nicht so schön aussehen! Dieses leckere Frühstück ist in wenigen Minuten zubereitet und eignet sich alternativ auch als Süßspeise.

Das brauchst du für eine Portion:
* 200 ml Skyr
* 2 TL Himbeerpulver oder pürierte Himbeeren
* 1 TL Bourbonvanille oder Vanillepulver

Zubereitung:
1. Verrühre die drei Zutaten einfach und schon steht die Basis!
2. Dann fügst du je nach Geschmack noch gehackte Mandeln, andere Nüsse oder ein wenig Müsli oder Granola hinzu.
3. Für die Dekoration eignen sich frische Himbeeren oder außerhalb der Saison auch Tiefkühl-Himbeeren sowie andere Beeren. Ein Zweig Minze ist auch nicht verkehrt!

Smoothie Bowl mit Skyr

Nährwerte pro Portion: 350 kcal, 47 g KH, 24 g EW, 6 g FE.
Punkte pro Portion: 5

Ein aktueller Trend unter Sportlern und gesundheitsbewussten Essern ist die Smoothie-Bowl. Sie besteht aus allen Zutaten für einen köstlichen Smoothie, die aber nicht alle zu einer Flüssigkeit püriert werden. Du stellst einen Brei her und garnierst diesen mit den restlichen Zutaten, sodass du das Ganze wie ein Müsli löffeln kannst. Hier geht es um die Konsistenz, denn wenn du ausgiebig kaust, wirst du besser satt. Außerdem kannst du die verschiedenen Texturen genießen. Die Smoothie Bowl lässt sich mit ein wenig Übung ganz kreativ aus den unterschiedlichsten Zutaten herstellen.

Hier ist eine Anregung für den ersten Versuch:

+ ½ Banane
+ 100 g Beeren (im Winter gehen auch Tiefkühlbeeren)
+ 30 g Haferflocken
+ 1 EL Chiasamen
+ 100 g Babyspinat
+ 150 ml Skyr
+ Agavendicksaft nach Belieben

Zubereitung:

1. Diese Zutaten pürierst du, was einen cremigen Brei ergeben sollte. Am besten geht es, wenn du zuerst den Skyr, die Chiasamen und den Babyspinat pürierst, denn so können die Chiasamen in Ruhe aufquellen.
2. Dann gibst du die Beeren, die Banane und das Süßungsmittel deiner Wahl hinzu und pürierst noch einmal. Falls du keine Küchenmaschine hast, ist auch ein Pürierstab sehr gut geeignet.
3. Bei Bedarf kannst du noch ein wenig Leitungswasser hinzugeben.
4. Den Brei dekorierst du dann mit Heidelbeeren und/oder Erdbeeren, gehackten Mandeln und ein paar Kokosraspeln. Je nachdem, was dir morgens am besten schmeckt, kannst du auch Schoko-Drops, Granola, anderes Obst oder ein paar weitere Chiasamen darüber streuen.

Smoothies mit Skyr

Nährwerte pro Portion: 222 kcal, 32 g KH, 19 g EW, 1 g FE.
Punkte pro Portion: 3

Du möchtest statt der Bowl einen komplett flüssigen Smoothie, den du in einer Glasflasche auch mit zur Arbeit oder zur Uni nehmen kannst? Auch hier ist Skyr eine wunderbare Zutat! Er macht deinen Smoothie nämlich herrlich cremig und gibt deinem Gaumen das Gefühl, du hättest Milch oder Joghurt hinzugegeben. In Wirklichkeit handelt es sich natürlich um das eiweißreiche und beinahe fettfreie Milchprodukt aus Island! Achte darauf, keine zu sauren Zutaten wie etwa Brombeeren oder Zitrone zu verwenden, denn dann wird der Smoothie schnell ein wenig zu säuerlich. Besser ist es, wenn du dich auf neutrale und süßliche Geschmacksrichtungen konzentrierst. Hier ist ein Basisrezept für einen Skyr-Smoothie, mit dem du nach Herzenslust experimentieren kannst und der auch die künstlichen Skyr-Drinks aus dem Supermarkt ersetzen kann:

*   1 kleiner Becher Skyr mit oder ohne Geschmacksrichtung
*   1 kleiner Becher gefrorene Beeren
*   ½ Becher Kokoswasser
*   1 TL Honig oder ein anderes Süßungsmittel

Zubereitung:

1. Am besten verwendest du einen Skyr in einer Geschmacksrichtung wie Heidelbeere.
2. Dann kannst du die gefrorenen oder frischen Beeren auch durch eine Banane ersetzen.
3. Nutze den leeren Skyr-Becher direkt, um die weiteren Zutaten abzumessen!

Skyr-Drink mit Banane und Vanille

Nährwerte pro Portion: 229 kcal, 32 g KH,17 g EW, 3 g FE.
Punkte pro Portion: 3

Schleckermäuler wünschen sich manchmal ein süßes Getränk zum Frühstück. Dieses dient entweder als kleiner Booster für die erste Energie am Morgen oder begleitet ein Frühstück aus Brot, Waffeln oder einem anderen leckeren, gesunden Lebensmittel. Dafür ist dieser Skyr-Drink ideal und noch dazu brauchst du nur 2 Minuten, um ihn herzustellen.

Für eine Portion benötigst du diese Zutaten:

* 150 ml Milch (am besten fettarme Biomilch)
* 100 ml Skyr
* 1 Banane
* 1 TL Vanillepulver, Bourbonvanille oder eine Messerspitze frisches Vanillemark

Zubereitung:

1. Im Küchenmixer wird aus den vier Zutaten schnell ein köstliches Getränk!

Du kannst übrigens auch die Vanille durch Zimt ersetzen, mit Kardamom und Kurkuma experimentieren oder statt Skyr Joghurt verwenden. An kalten Tagen wärmst du den Drink einfach auf.

Banana Pancakes mit Skyr

Nährwerte pro Portion: 185 kcal, 24 g KH, 12 g EW, 4 g FE.
Punkte pro Portion: 2

Ideal für ein Frühstück mit Freunden oder der Familie sind Pfannkuchen. Denn sie lassen sich schnell vorbereiten, sättigen und sind bei Groß und Klein beliebt. Wenn du im Voraus planen möchtest, kannst du den Teig für diese Bananen Pancakes schon am Abend vorbereiten. So geht es morgens noch schneller! Dank Skyr und Banane sind die Pancakes besonders fluffig.

Pro Portion benötigst du diese Zutaten:
- ½ Banane
- 50 ml Skyr
- 1 Ei
- 1 TL Vanillepulver oder Bourbonvanille
- 2 EL Haferflocken

Zubereitung:

1. Zunächst zerdrückst du die Banane und vermischst sie dann mit den übrigen Zutaten. Schon ist der Teig fertig! Wenn du es dir noch luftiger wünschst, kannst du ein wenig Mineralwasser hinzufügen – am besten erst kurz vor dem Zubereiten der Pancakes.
2. Mit etwas Kokosöl brätst du kleine Portionen in der Pfanne von beiden Seiten heraus und schon sind die Pancakes fertig!
3. Zum Garnieren kannst du frische Beeren der Saison oder anderes Obst, Kokosraspeln und noch einen Klecks Skyr pro Pfannkuchen als Krönung verwenden. Lass es dir schmecken (und vergiss nicht, ein Foto zu machen)!

Skandinavisches Low Carb Skyr Frühstück

Nährwerte pro Portion: 319 kcal, 41 g KH, 28 g EW, 4 g FE.
Punkte pro Portion: 3

Wenn du Skyr schon einmal pur gegessen hast, warst du vielleicht nicht so begeistert, denn der säuerliche Geschmack allein ist zugegebenermaßen kein kulinarisches Highlight. Zum Glück kannst du den Geschmack mit ein paar weiteren Zutaten schnell beeinflussen und aus dem Skyr ein leckeres Frühstück zaubern! Dabei lohnt es sich, einen Blick auf die skandinavischen Länder zu werfen, die schließlich schon sehr viel Erfahrung mit Skyr sammeln konnten und ihn regelmäßig in ihre nordische Ernährung einbauen. Indem du ein paar Kohlenhydrate zum Frühstück hinzufügst, hält es noch länger satt, ist aber nach wie vor sehr gesund.

Für eine Portion Skandinavisches Skyr Frühstück brauchst du die folgenden Zutaten:

* 200 ml Skyr
* 50 ml fettarme Milch
* 75 g Blaubeeren (frisch oder tiefgefroren)
* 3 EL Haferkleie
* Agavensirup nach Belieben

Zubereitung:

1. Zunächst verrührst du die Milch mit dem Skyr und dem Agavensirup oder einem anderen gesunden Süßungsmittel deiner Wahl.
2. Hinzu kommen Weizenkleie und die gewaschenen Blaubeeren.
3. Lass das Ganze kurz ziehen und brühe dir zum Beispiel einen köstlichen Pfefferminztee dazu auf.
4. Schon ist das sommerliche Frühstück fertig!

Skyr mit Quinoa Müsli

Nährwerte pro Portion: 409 kcal, 38 g KH, 17 g EW, 20 g FE.
Punkte pro Portion: 3

Du bist ein richtiger Knusperfan? Dann ist dieses Rezept genau das Richtige für dich! Es erinnert ein wenig an ein Porridge, ist aber nicht warm, sondern kalt. Allerdings kannst du auch warme Quinoa benutzen, wenn es draußen kalt und ungemütlich ist. Die Fruchtigkeit der Beeren wird vom Skyr unterstrichen und noch dazu gibt es etwas zum Knuspern.

Das brauchst du für eine Portion:
+ 50 g Quinoa
+ 5 EL Skyr
+ ½ Tasse Beeren
+ Kokosraspeln
+ Sonnenblumenkerne
+ Mandelscheiben

Zubereitung:

1. Für die Zubereitung der Quinoa solltest du gut auf die Packungsanleitung achten. Meistens wird das eiweiß- und nährstoffreiche Lebensmittel mit der dreifachen Menge Wasser zubereitet. Am besten kochst du schon am Abend vorher Quinoa auf, damit es morgens schneller geht.
2. Tipp: Aus der Quinoa kannst du auch köstliche Salate oder kleine Burger-Patties zaubern, sodass es sich lohnt, eine größere Portion zuzubereiten.
3. Dann röstest du die Kokosraspel, die Sonnenblumenkerne und die Mandelscheiben kurz in einer Pfanne ohne Öl an und richtest dir deine Frühstücksbowl mit der Quinoa, Skyr, Beeren und einer Garnitur aus Knusper-Granola an. Guten Appetit!

Skyr mit Mandelmus

Nährwerte pro Portion: 312 kcal, 26 g KH, 22 g EW, 13 g FE.
Punkte pro Portion: 9

Du kannst den Skyr auch sehr gut mit einem Frucht- oder Nuss Mus verrühren. Ich empfehle dir Mandelmus, denn dieser feine Geschmack passt besonders gut zum Skyr. Am besten experimentierst du selbst, welches Verhältnis dir am besten schmeckt. Zusätzliche Süße erhält das Gericht durch ein wenig Honig, Agavendicksaft oder Stevia. Dazu passen Nuss-Beeren-Mischungen, die zum Beispiel Cranberries oder Goji-Beeren enthalten.

Dies sind die Zutaten, mit denen du ein Mandelmus-Skyr zaubern kannst:
* 150 g Skyr
* 1 EL Mandelmus
* 1 TL Süßungsmittel wie Honig
* 1 EL Cashew-Cranberry-Mix
* 1 TL Goji-Beeren
* Alternativ: gepuffter Amaranth

Zunächst vermischst du Skyr, Mandelmus und das Süßungsmittel deiner Wahl. Dann schneidest du das Obst in Scheiben (Kiwi passt zum Beispiel sehr gut zu Cranberries) und garnierst die Bowl mit Obst, dem Cashew-Cranberry-Mix und dem gepufften Amaranth.

Mit diesen zehn Rezepten solltest du für mindestens zwei Wochen ausreichend Rezeptideen für das Frühstück haben. Allerdings lohnt es sich, noch einmal zu betonen, dass eine ausgewogene Ernährung sehr wichtig ist. Wenn du jeden Tag Skyr zu dir nimmst, hat das zwar keine negativen Auswirkungen, aber du vergisst leicht, dich auf andere Nährwerte zu konzentrieren. Daher ist es sinnvoll, ab und zu auch ein anderes Frühstück wie ein leckeres Omelett mit Avocado und Ziegenkäse oder einen Pudding aus Chiasamen zu genießen.

Auch für zwischendurch kannst du mit Skyr leckere süße Snacks zaubern. Wenn du diese in einer Brotdose mit ins Büro oder zur Schule oder Universität nimmst, kannst du dir sicher sein, dass deine Freunde sich darum reißen werden. Vielleicht ist es besser, wenn du dich in eine ruhige Ecke verziehst, um den kompletten süßen Snack mit Skyr allein zu verzehren...

Skyr Kaiserschmarrn

Nährwerte pro Portion: 170 kcal, 24 g KH, 8 g EW, 4 g FE.
Punkte pro Portion: 6.

Die österreichische Variante der Pfannkuchen ist leicht zuzubereiten und stellt einen idealen Snack dar. Das Beste ist, dass du nicht einmal darauf achten musst, perfekt runde Pfannkuchen zu machen. Denn beim Kaiserschmarrn wird der Teig in der Pfanne absichtlich zerrupft, um kleinere Stücke zu erhalten.

Für 4 Portionen benötigst du diese Zutaten:

- 3 Eier
- 50 g Mehl oder Dinkelmehl
- 50 g Vollkornmehl
- 1 TL Backpulver
- 20 g Haferflocken
- 40 g Zuckerersatz deiner Wahl, z.B. Kokosblütenzucker oder Agavendicksaft

- 125 Milch oder Milchersatz
- 130 ml Skyr
- 1 Messerspitze Vanillearoma
- 1 Messerspitze Zimt
- 1 Prise Salz
- Kokosöl

Zubereitung:

1. Bevor du anfängst, solltest du den Backofen auf 180°C vorheizen.
2. Dann kann es mit dem Teig losgehen: Zunächst trennst du die Eier und stellst das Eiweiß kalt.
3. Dann verquirlst du die 3 Eidotter mit dem Zuckerersatz, dem Mehl, dem Backpulver, den Haferflocken, der Milch, dem Skyr sowie mit Vanille und Zimt. Das geht besonders gut mit einem Schneebesen.
4. Die kalten Eiweiße vermischst du mit einer Prise Salz und schlägst sie steif, bevor du sie unter den Teig hebst.
5. Nun ist der Teig fertig! Mit ein wenig Kokosöl kannst du ihn in einer Pfanne ein wenig stocken lassen.
6. Dann kommt die Pfanne mitsamt Teig für etwa 10 Minuten in den vorgeheizten Backofen.

7. Es folgt der lustige Teil, bei dem du den Teig mit einem Pfannenwender vorsichtig in viele Teile zerrupfst, um richtigen Kaiserschmarrn zu erhalten.

8. Mit ein wenig Kokosblütenzucker versehen karamellisiert dein Werk bei geringer Hitze für 5 weitere Minuten im Ofen.

9. Dann bestreust du den Kaiserschmarrn mit Obst, Nüssen oder getrockneten Beeren deiner Wahl und kannst ihn genießen!

Kirsch-Hefezopf mit Skyr

Nährwerte pro Portion: 175 kcal, 24 g KH, 9 g EW, 5 g FE.
Punkte pro Portion: 8. Ein Hefezopf entspricht 12 Portionen.

Ob als Gebäck zu einer Tasse Kaffee, als Mitbringsel für den Geburtstag von Freunden oder als herrliches Frühstück für einen Cheat Day, der Kirsch-Hefezopf hat es in sich! Am besten verwendest du einen Skyr mit Kirschgeschmack, um ein noch intensiveres Ergebnis zu erzielen. Bei der Zubereitung ist Vorsicht geboten, da die Füllung manchmal etwas flüssiger ausfällt. Vertraue auf dein Bauchgefühl und löffele im Zweifelsfall ein wenig von der Masse einfach so, anstatt sie komplett im Hefezopf verschwinden zu lassen.

Für einen großen Hefezopf beziehungsweise zwei kleinere Zöpfe benötigst du diese Zutaten:

- 200 g Mehl oder Dinkelmehl
- 300 g Vollkornmehl
- 250 ml Milch
- 60 g Rohrohr- oder Kokosblütenzucker
- 1 Würfel Hefe
- 1 Ei
- 1 Eigelb
- 70 g Butter oder Margarine
- 2 Becher Skyr mit Kirschgeschmack
- 1 EL Vanillearoma
- 150 g frische Kirschen

Zubereitung:

1. Zunächst bereitest du den Teig vor. Dafür mischst du das Mehl mit Vanillearoma und Salz. Die Milch erwärmst du langsam, fügst den Zucker und danach in kleinen Stücken die Hefe hinzu.
2. Dann knetest du aus der Mehlmischung und der Hefemilch sowie dem Ei den Teig und gibst die weiche Butter langsam hinzu.
3. Wie jeder Hefeteig muss auch dieser für 1 bis 2 Stunden gut zugedeckt an einem warmen Ort ruhen, um die doppelte Größe zu erreichen.
4. Für die Füllung mischst du den Skyr mit dem Vanillearoma, fügst nach deinem Geschmack ein Süßungsmittel hinzu und hebst die entsteinten Kirschen unter.

5. Eigelb und Mandelmilch vermischst du in einer separaten Schüssel miteinander und stellst dann beide Flüssigkeiten kalt.

6. Der Ofen wird auf 175°C vorgeheizt und du brauchst ein mit Backpapier ausgelegtes Backblech.

7. Rolle den Teig dann auf einer mehligen Arbeitsfläche aus, bis er eine rechteckige Form annimmt. Bestreiche ihn mit der Füllung und lasse an den Rändern etwa 2 cm Platz.

8. Rolle den Teig dann vorsichtig von der langen Seite auf und schneide das Ganze längs durch. So erhältst du zwei Stränge, die du vorsichtig miteinander verwebst, um einen Hefezopf zu erhalten.

9. Mit der Mischung aus Eigelb und Milch bestreichen und für etwa 35 Minuten backen.

10. Für zwei Zöpfe stellst du einfach zwei Teig-Rechtecke her und backst diese nur für 25 Minuten. Fertig!

Frühstücksmuffins mit Skyr

Nährwerte pro Portion: 249 kcal, 25 g KH, 8 g EW, 12 g FE.
Punkte pro Portion: 8

Etwas schneller gehen die Frühstücksmuffins, die sich ebenfalls wunderbar mitnehmen oder verschenken lassen. Du kannst die Heidelbeeren auch durch anderes Obst und die Mandeln durch andere Nüsse ersetzen.

Für ungefähr 10 Muffins brauchst du die folgenden Zutaten:

- 150 g Dinkelmehl, optional auch zum Teil Vollkornmehl
- 100 g gemahlene Mandeln
- 100 g Haferflocken
- 1 Päckchen Backpulver
- 2 Eier
- 50 g Kokosblütenzucker
- 50 g Kokosöl
- 200 ml Skyr
- 50 ml Milch (fettarm), 1,5 %
- 125 g Heidelbeeren
- 1 Prise Salz
- 1 Messerspitze Vanillearoma
- Abrieb einer Bio-Zitrone oder -Limette
- Saft von ½ Zitrone

Zubereitung:

1. Schon vor der Zubereitung kannst du den Ofen auf 175°C vorheizen.
2. Dann mischst du Mehl, Mandeln, Haferflocken, Backpulver, Salz, Zitronenschalenabrieb und Vanille miteinander.
3. In einer separaten Schüssel kombinierst du dann Eier und Kokosblütenzucker, die du mit der Küchenmaschine schaumig schlägst. Es folgen geschmolzenes Kokosöl, Skyr, der Milchersatz und der Zitronensaft.
4. Die Mehlmischung rührst du unter und gibst dann die gewaschenen Heidelbeeren hinzu.
5. Den Teig füllst du in Muffin Förmchen oder in ein Muffin Blech bis kurz unter den Rand der Mulden.
6. Dann bäckst du die Muffins für 25 Minuten und probierst mit einem Holzstäbchen, ob sie nach dieser Zeit gar sind.

Übrigens: Für ein knuspriges Topping mischst du 40 g Haferflocken, 15 g Kokosblütenzucker und 15 g geschmolzenes Kokosblütenöl und streust diese Mischung vor dem Backen auf den Muffin Teig.

Milchreis zum Mitnehmen

Nährwerte pro Portion: 184 kcal, 22 g KH, 11 g EW, 5 g FE.
Punkte pro Portion: 5

Um auch unterwegs Proteine zu sich zu nehmen, ist ein gesunder Milchreis mit Skyr eine wunderbare Option. Dieses Gericht, das es sonst vor allem bei Oma zuhause gibt, schmeckt sowohl warm als auch kalt und lässt sich leicht zubereiten. Mit ein wenig Skyr und Obst deiner Wahl als Topping wird der süße Snack sogar richtig gesund.

Hier gibt es das Rezept für <u>vier Portionen</u>:

- 300 ml Milchersatz, zum Beispiel Mandelmilch
- 75 g Reis für Milchreis
- 1 Prise Salz
- 2 EL Erythrit oder anderen Zuckerersatz
- 1 TL Zimt
- Vanilleextrakt
- 1 TL Kakao
- 30 g Casein Schokolade
- 200 ml Skyr
- Beeren nach Wahl
- Mandelblättchen

Zubereitung:

1. Zunächst vermischst du die Mandelmilch, den Reis, Salz und den Zuckerersatz deiner Wahl in einem Topf und kochst die Mischung auf.
2. Je nach Packungsanleitung solltest du den Reis dann 15 bis 20 Minuten köcheln lassen. Danach mischst du den Milchreis mit dem Schoko-Casein, um zusätzliche Proteine hinzuzufügen. Am besten geht das in der Küchenmaschine mit einem Schuss Milchersatz.
3. Tiefkühlbeeren kannst du mit Zimt und Vanilleextrakt aufkochen oder frische Beeren einfach so über dem Milchreis verteilen.
4. Hinzu kommt ein wenig Skyr und dann verzierst du dein Frühstück mit Mandelblättchen.

In einem Glas kannst du den Skyr-Milchreis auch wunderbar mitnehmen!

Mini Pancakes für unterwegs

Nährwerte pro Portion: 122 kcal, 14 g KH, 8 g EW, 4 g FE.
Punkte pro Portion: 2

Bei den sogenannten Dutch Pancakes handelt es sich um eine gesunde Basis ohne Zucker, die ganz leicht zuzubereiten ist. Die Pfannkuchen erhalten ihre Süße durch das gewählte Topping, zu dem unter anderem Skyr und Früchte gehören. Sie eignen sich sowohl für ein schönes Frühstück am Wochenende als auch für die Brotdose.

Für ungefähr 8 Stück benötigst du diese Zutaten:

- 3 Eier
- 50 g Dinkelmehl
- 50 g Vollkornmehl
- 180 ml Milch (fettarm), 1,5 % oder Milchersatz
- 1 Prise Salz
- ½ TL Vanilleextrakt
- ½ TL Zimt
- Skyr
- Obst
- Schokoraspeln

Zubereitung:

1. Zunächst solltest du ein Muffin Blech einfetten oder kleine Förmchen bereitstellen.
2. Dann den Ofen auf 200°C Ober-/Unterhitze vorheizen.
3. Alle Zutaten bis auf Skyr, Obst und Schokospäne miteinander verquirlen. Das geht sowohl von Hand als auch mit einem Handrührgerät.
4. Die Muffin Formen füllst du ungefähr zu 2/3 und bäckst den Teig dann für etwa 15 Minuten.
5. Die Muffins nach persönlicher Vorliebe mit Skyr, Obst, Schokospänen oder zum Beispiel auch Granola und Nüssen bestreuen!

Salzige Snacks und Vorspeisen mit Skyr

Ob als salziger Snack für den Arbeitsalltag, als kleine Überraschung zwischendurch oder als Amuse-Bouche für eine Party, Skyr kann auch salzig! Hier findest du zehn Rezeptideen für salzige Snacks und Vorspeisen, mit denen du alle, die das Glück haben, deine Snacks mit dir teilen zu dürfen, garantiert begeisterst. Indem du ein paar Grundrezepte verinnerlichst oder notierst, kannst du diese auch ganz leicht abwandeln. Dazu gehören zum Beispiel die leckeren belegten Brote mit Skyr oder die Salatsoße aus dem Milchprodukt. Mein Tipp: Erstelle dein eigenes Rezeptbuch in einer geeigneten App und füge deine eigenen Fotos von deinen Kunstwerken hinzu, um dich immer wieder an sie zu erinnern. Schon bald wirst du deine Sorgen, dass du nicht weißt, was man mit Skyr kochen kann, völlig vergessen haben.

Roggenbrot mit Skyr und Lachs

Nährwerte pro Portion: 60 kcal, 1 g KH, 6 g EW, 3 g FE.
Punkte pro Portion: 0. Das Gericht entspricht 12 Portionen.

Typisch nordisch ist ein köstliches Vollkornbrot mit Lachs und Skyr. Es gibt verschiedene Varianten. Wenn es einmal schnell gehen muss, kannst du einfach eine Scheibe Roggenbrot mit Skyr bestreichen und ein wenig frischen Lachs darauf drapieren. Diesen Snack kannst du wunderbar zur Arbeit mitnehmen und er stellt auch ein gutes Abendessen für die ganze Familie dar.

Alternativ machst du einen Skyr-Lachsaufstrich, der ganz schnell geht:

* 250 g Lachsfilet mit Haut
* 150 ml Skyr
* ½ Bio-Zitrone
* ½ Bund Schnittlauch
* Salz und Pfeffer
* Öl

Zubereitung:

1. Zunächst beträufelst du die Lachshaut mit ein wenig Öl und brätst die Filets in einer großen Pfanne für 2 bis 3 Minuten an. Dann bei reduzierter Hitze weiter braten.
2. Wenn der Lachs komplett abgekühlt ist, ziehst du die Haut ab und zupfst das Fleisch mit den Fingern in kleine Stücke.
3. Mit dem Skyr vermischen und Zitronenabrieb sowie ein paar Spritzer Zitronensaft hinzugeben.
4. Je nach deinem Geschmack mischst du dann Salz und Pfeffer hinzu und schneidest den Schnittlauch klein. Alternativ kannst du auch Dill nutzen.

Der Lachsaufstrich hält sich im Kühlschrank für bis zu 3 Tage. Auf ein Brot schmieren und genießen!

Jakobsmuscheln mit Skyr

Nährwerte pro Portion: 91 kcal, 5 g KH, 5 g EW, 6 g FE.
Punkte pro Portion: 3. Das Gericht entspricht 12 Portionen.

Auch andere Meeresfrüchte passen sehr gut zu Skyr. Dieses Rezept beinhaltet Jakobsmuscheln in brauner Butter, geeiste Gurke und Kaviar-Skyr. Du brauchst ein wenig länger für die Zubereitung, aber für einen eleganten Brunch oder als Entrée für ein schickes Abendessen mit Freunden ist es ideal geeignet. Dieses Gericht ist dänisch inspiriert. Nach Möglichkeit solltest du es in den Schalen der Jakobsmuscheln servieren.

Hier ist das Rezept Schritt für Schritt, beginnend mit der Eisgurke:

- 1 Gurke
- 25 ml Reisessig
- 50 ml Wasser
- 30 g Zucker
- ½ Teelöffel Meersalz

Zubereitung:

1. Zunächst kochst du Essig, Wasser, Zucker und Salz auf, bis die Mischung kocht.
2. Die Gurke solltest du schälen, halbieren, von ihren Kernen befreien und dann in Stücke schneiden.
3. Gib die Stücke in die heiße Essigmischung und lass alles komplett erkalten.
4. Dann pürierst du den Inhalt des Topfes und stellst ihn kalt. Das geht am besten in der Eismaschine, aber alternativ kannst du auch den Tiefkühlschrank nutzen.
5. Dann ist eine flache Schale angebracht und du solltest von Zeit zu Zeit umrühren, um ein fluffiges Granité zu erzielen.

Weiter geht es mit dem Kaviar-Skyr:

- 150 ml Skyr
- 50 g Kaviar
- 50 g Tobiko
- Kerbelblätter
- Zitronensaft

Zubereitung:

1. All diese Zutaten verrührst du, wobei du den Kerbel hacken solltest.
2. Für die Dekoration des fertigen Gerichts kannst du noch ein wenig Kerbel beiseitelegen.

Kaviar und Tobiko erhältst du im Fischmarkt oder einem Asia-Shop.

Nun folgen die Jakobsmuscheln:
* 12 Jakobsmuscheln
* 50 g Butter
* Meersalz oder Fleur de Sel

Zubereitung:

1. Zunächst lässt du die Butter in einer Pfanne schmelzen, bis sie schaumig wird und ein wenig nach Nuss duftet. Sie sollte eine braune Farbe annehmen. Dann stellst du sie in einem Schälchen beiseite.
2. Um die Muscheln anzubraten, erwärmst du etwa zwei Esslöffel der braunen Butter und brätst darin die Muscheln von beiden Seiten an. Nach Belieben mit Salz würzen.

Wenn du das Gericht besonders schön anrichten möchtest, kannst du ein paar Minigurken in Streifen schneiden und essbare Blüten benutzen. Dann kommt auf jeden Teller mindestens ein Klecks Skyr-Kaviar mit je einer Jakobsmuschel obendrauf. Die Gurkenstreifen rollst du und krönst sie mit einer essbaren Blume. Alternativ verteilst du die Blumen auf den Klecksen geeister Gurke. Lass deiner Fantasie freien Lauf und nutze die Jakobsmuscheln als Kerbel-Spender oder als Tellerchen. Guten Appetit!

Garnelen auf Skyr-Creme

Nährwerte pro Portion: 371 kcal, 32 g KH, 43 g EW, 7 g FE.
Punkte pro Portion: 3

Eine dritte Variante für Skyr mit Meeresfrüchten ist diese Creme mit Garnelen, die ebenfalls wunderbar auf einem dunklen Brot schmeckt. Alternativ naschst du sie mit ein paar Gurken- oder Paprikastücken.

Für eine mittelgroße Portion, die du für ein paar Tage im Kühlschrank aufbewahren kannst, brauchst du diese Zutaten:

- 200 ml Skyr
- 10 Garnelen
- 1 hart gekochtes Ei
- 1 Schalotte
- 1 Gurke
- 1 rote Spitzpaprika
- 2 EL Mayonnaise (fettarm), bis 10 % Fett
- 1 EL dänischen Senf
- 1 TL Salz
- ½ TL Zucker oder anderes Süßungsmittel
- Pfeffer und Chilipulver nach Belieben
- 1 EL Petersilie
- 1 EL Schnittlauch
- 1 EL Zitronensaft

Zubereitung:

1. Zunächst pellst du das Ei und schneidest es in kleine Würfel. Auch die Schalotte und die rote Paprika sollten klein gewürfelt werden.
2. Diese drei Zutaten vermengst du in einer Schüssel und gibst Mayonnaise, Senf und Skyr dazugeben.
3. Mit Salz, Pfeffer, Zucker und Chili würzen. Hinzu kommen fein gehackte Petersilie und ebenso fein gehackter Schnittlauch sowie ein Spritzer Zitronensaft.
4. Alles gut durchmischen und für mindestens eine halbe Stunde ziehen lassen.
5. Die Gurke schneidest du in Scheiben, die du auf einem Teller anrichtest.
6. Die Creme kommt in die Mitte. Pro Gurkenscheibe eine Garnele reichen. Nach Belieben mit Salz, Pfeffer und Zitronensaft nachwürzen und kalt genießen!

Alternativ kannst du die Creme auch ohne Senf und Ei, aber stattdessen mit Tomatenmark, Petersilie und roter Paprika herstellen. Mit etwas Fantasie sind viele weitere Kombinationen möglich, wobei die Garnelen nicht fehlen dürfen. Aber auch als Brotaufstrich mit ein wenig Lachs oder mit Scampi ist die Skyr-Creme ein Hit.

Paprika-Gurke-Skyr-Salat

Nährwerte pro Portion: 45 kcal, 4 g KH, 5 g EW, 1 g FE.
Punkte pro Portion: 1

Als Salat-Dressing macht Skyr sich ebenfalls sehr gut. So kannst du Joghurt oder Milch ganz leicht ersetzen und auch fettige Sahne ist nicht mehr nötig. Stattdessen ergibt Skyr eine herrlich fluffige Soße, die noch dazu gesund und proteinhaltig ist. Statt Gurke und Salat kannst du auch andere Gemüsesorten verwenden oder zum Beispiel Babyspinat nutzen.

Diese Zutaten brauchst du für das Dressing:

+ 2 EL Skyr
+ 2 EL Milch (fettarm), 1,5 % oder Milchersatz
+ 2 EL milden Essig
+ 1 TL Senf
+ Salz und Pfeffer

Zubereitung:

1. Dann mischst du die Zutaten einfach miteinander und schmeckst sie ab.
2. Eventuell fügst du noch ein wenig Agavensirup oder ein anderes Süßungsmittel deiner Wahl hinzu.
3. Mit gewürfelter Gurke und gewürfelter Paprika sowie auf Wunsch mit Lauchzwiebeln ist der Salat im Handumdrehen fertig!

Zucchini-Carpaccio mit Skyr

Nährwerte pro Portion: 138 kcal, 9 g KH, 7 g EW, 8 g FE.
Punkte pro Portion: 2

Wenn du vegetarisch bist oder für vegetarische Freunde eine leckere Vorspeise anrichten möchtest, ist dies das richtige Rezept. Denn schließlich ist das klassische Carpaccio, das aus rohen, hauchdünn geschnittenen Rindfleisch-Scheiben besteht, in dem Fall keine Option. In diesem Rezept wird das Fleisch daher durch Zucchini ersetzt. Der Skyr kommt wieder in der Soße vor und hilft dabei, ein wenig Frische und Leichtigkeit zum gebratenen Gemüse hinzuzufügen. Statt Zucchini kannst du auch Auberginen oder anderes Gemüse deiner Wahl nutzen und das Gericht so abändern. Wenn du schon für die nächsten Tage planen möchtest, kannst du eine größere Portion Soße vorbereiten und diese für Salate oder andere Gerichte benutzen.

Für 2 Portionen von diesem Zucchini-Carpaccio brauchst du die folgenden Zutaten:
* 1 Zucchini
* 1 Zwiebel
* 75 ml Skyr
* 2 EL Essig
* 1 EL Öl
* 2 EL Schnittlauch
* Salz, Pfeffer und Zuckerersatz nach Belieben

Zubereitung:

1. Zunächst wäschst du die Zucchini und schneidest sie mitsamt der Schale in dünne Scheiben. Die Zwiebel wird fein gewürfelt.
2. Dann brätst du beides an und schichtest die Zucchini in Fächerform auf einen Teller.
3. Für das Dressing rührst du die restlichen Zutaten zusammen und schmeckst sie nach deinem Geschmack ab.
4. Auf den Zucchini verteilen und mit den gebratenen Zwiebeln bestreuen.

Tomaten-Muffins mit Skyr

Nährwerte pro Portion: 182 kcal, 20 g KH, 9 g EW, 7 g FE.
Punkte pro Portion: 6

Salzige Muffins liegen mitten im Trend und sind ideal als Snack für zwischendurch geeignet. Diese Variante mit Skyr und Tomaten ist herrlich saftig und gibt dir einen richtigen Energiekick bei der Arbeit oder in der Universität. Vegetarier sollten statt Schinken ein paar Pinienkerne verwenden. Auf Wunsch kannst du auch Rucola zu diesen Muffins essen, denn der italienische Stil blitzt dank Parmesan und Parmaschinken schnell durch.

Dies sind die Zutaten für 12 Muffins:

- 250 ml Skyr
- 80 ml Olivenöl
- 80 ml Milch (fettarm), 1,5 % oder Milchersatz
- 2 Eier
- 300 g Mehl
- 2 TL Backpulver
- 250 g Kirschtomaten
- 12 Scheiben Parmaschinken
- 4 Zweige Rosmarin
- 10 Stiele Thymian

Zubereitung:

1. Schon vor der Zubereitung solltest du den Backofen auf 200°C Ober-/ Unterhitze vorheizen, denn so geht das Backen später etwas schneller.
2. Dann verrührst du Skyr, Olivenöl, Milch und Eier miteinander.
3. Mische Mehl und Backpulver und hebe beides unter die flüssige Mischung.
4. Die Kräuter wäschst und zupfst du und vermischst sie mit 80 Gramm geriebenem Parmesan. Mit dem Teig verrühren.
5. 6 der gewaschenen Tomaten solltest du vierteln. Die anderen schneidest du in kleine Stückchen und gibst sie ebenfalls zum Teig hinzu.
6. Dann füllst du die gut eingefettete Muffin Form mit dem Teig auf und legst auf jede Portion 1 Scheibe Schinken. Die restlichen 20 Gramm vom Parmesan darüber verstreuen und für etwa 25 Minuten backen lassen. Fertig!

Vollkorn-Toasties mit Skyr

Nährwerte pro Portion: 139 kcal, 13 g KH, 13 g EW, 3 g FE.
Punkte pro Portion: 4

Dieses Rezept beweist wieder einmal, wie gut Meeresfrüchte zu Skyr passen. Wenn du aber vegetarisch lebst, kannst du die Forellenfilets auch durch ein gebratenes Gemüse deiner Wahl ersetzen. Außerdem kannst du auch die Kräuter variieren, wenn du magst.

Hier die Zutaten für Fischliebhaber (2 Portionen)

- 2 Vollkorn-Toasties
- 2 EL Skyr
- 1 TL eingelegter und geriebener Meerrettich
- 1 Karotte
- 100 g geräucherte Forellenfilets
- ½ Bund Dill
- Salz

Zubereitung:

1. Zunächst toastest du die Vollkorn-Toasties nach deinem Geschmack.
2. Dann bereitest du die Creme vor. Dafür verrührst du Skyr mit Meerrettich und Salz und gibst je nach Vorliebe noch weitere Gewürze hinzu. Vorsicht, der Meerrettich kann auch scharf werden!
3. Die Möhre schälen und fein reiben. Den Dill solltest du waschen und dann fein hacken.
4. Dann geht es schon daran, den Snack anzurichten. Dafür bestreichst du die Toastie-Hälften mit etwas Skyr-Meerrettich-Creme und streust Dill obendrauf.
5. Hinzu kommen die Karottenraspel und die Forellenfilets (jeweils ein Viertel pro Toastie-Hälfte).
6. Dann kannst du noch ein wenig Dill zur Dekoration über den Toasties verstreuen und fertig ist die Zwischenmahlzeit!

Übrigens eignet sich dieses Gericht auch wunderbar als Vorspeise oder Party-Snack.

Suppe mit Skyr

Nährwerte pro Portion: 96 kcal, 9 g KH, 4 g EW, 4 g FE.
Punkte pro Portion: 1

Mit Skyr kannst du auch viele leckere Suppen und Gemüsecremes zaubern. Ähnlich wie bei den anderen Gerichten sind deiner Fantasie keine Grenzen gesetzt! Nun musst du allerdings keine Sahne oder gar fettige Crème Fraîche mehr benutzen, um die richtige Konsistenz zu erreichen. Stattdessen nimmst du nämlich Magerquark oder, noch besser, Skyr. Hier siehst du eine Variante für eine köstliche Gemüsesuppe mit Skyr, die du ganz leicht herstellen kannst.

Für 4 Portionen brauchst du:

- 2 Zucchini
- 2 rote Paprika
- 250 g Tomaten
- 100 ml passierte Tomaten
- 100 ml Wasser

- 1 EL Paprikapulver
- 2 EL Skyr
- 1 EL Olivenöl
- Salz und Pfeffer

Zubereitung:

1. Zunächst schälst du die Zucchini und schneidest sie in kleine Stücke. Mit Paprika und Tomaten gehst du ebenso vor.
2. Zusammen mit dem Olivenöl, dem Paprikapulver sowie Salz und Pfeffer nach Geschmack brätst du dann alles an. Auf Wunsch kannst du auch Zwiebel hinzufügen.
3. Nach etwa 10 Minuten auf hoher Flamme kannst du das Gemüse zusammen mit dem Wasser und den passierten Tomaten cremig pürieren. Das geht sowohl in einem Standmixer als auch mit dem Thermomix.
4. Nun kommt der Skyr, den du in die schon fast fertige Suppe einrührst, bis sie die gewünschte Cremigkeit erreicht hat.
5. Vor dem Servieren ein paar Kräuter oder geröstete Sonnenblumenkerne auf der Suppe verstreuen. Fertig!

Skyr-Gemüse-Brot

Nährwerte pro Portion: 196 kcal, 28 g KH, 9 g EW, 5 g FE.
Punkte pro Portion: 4. Ein Laib entspricht 12 Portionen.

Ideal zum Mitnehmen oder als kleine Stärkung für unterwegs ist dieses köstliche Brot mit Skyr. Es stärkt und ist dabei nicht zu trocken. Die enthaltenen Gemüsesorten kannst du je nach Geschmack abwandeln. Auch mit ein paar zusätzlichen Kräutern oder zum Beispiel mit Sesam schmeckt das Brot vorzüglich. Du kannst es einfach ohne etwas naschen oder mit Skyr oder einem anderen Produkt deiner Wahl beschmieren.

Für einen Laib Brot benötigst du die folgenden Zutaten:

- 200 ml Skyr
- 3 EL Olivenöl
- 2 Eier
- 400 g Dinkelmehl (am besten Typ 1050)
- 1,5 Päckchen Backpulver
- 1 TL Salz
- 1 Zwiebel
- 1 Knoblauchzehe
- 3 Paprikaschoten, am besten in verschiedenen Farben
- 140 g getrocknete, eingelegte Tomaten
- Salz und Pfeffer

Zubereitung:

1. Zunächst heizt du den Backofen auf 180°C Ober-/Unterhitze vor.
2. Dann bereitest du eine Kastenform vor, indem du sie einfettest oder mit Backpapier auslegst.
3. Für den Teig vermischst du zunächst den Skyr, das Öl, die Eier und 1 TL Salz miteinander.
4. Mehl und Backpulver verrührst du gründlich und fügst die Mischung zum Teig hinzu.
5. Das Ganze knetest du dann entweder in der Küchenmaschine oder mit den Händen für ein paar Minuten, bis ein glatter Teig entsteht.
6. Als Nächstes bereitest du die Füllung vor. Dazu brauchst du Zwiebeln, Knoblauch und Paprika in gewaschenen, entkernten kleinen Stücken. Die Tomaten sollten gut abtropfen, bevor du sie ebenfalls in kleine Stücke schneidest.

7. Dann rollst du den Teig auf einer bemehlten Fläche aus, bis er in etwa so lang ist wie deine Kastenform.
8. Verteile die Füllung auf dem Teig und rolle ihn dann der Länge nach auf, sodass er immer noch gut in die Form passt. Die Nahtstelle kommt nach unten.
9. Dann bäckst du dein Brot für etwa 50 Minuten und prüfst mit einem Holzstab, ob es schon gar ist. Falls der Teig gegen Ende der Backzeit schon dunkel wird, kannst du ihn mit einer Alufolie abdecken. So bäckt das Brot weiter, wird aber von oben nicht so dunkel.
10. Nach dem Backen lässt du das Brot noch für ein paar Minuten im Ofen ruhen, bevor du es aufschneidest.

Noch warm ist es besonders lecker! Aber auch kalt, zum Beispiel für ein Picknick, ist das Gemüse-Skyr-Brot ein richtiger Genuss.

Skyr-Dinkel-Brötchen

Nährwerte pro Portion: 197 kcal, 25 g KH, 10 g EW, 6 g FE.
Punkte pro Portion: 5

Wenn dir das Backen Spaß macht, kannst du auch ganz leicht deine eigenen Brötchen herstellen. Darum reißen sich beim Brunchen sicherlich all deine Freunde. Auch für unterwegs, zum Beispiel mit einer Scheibe Käse oder mit einer der vorgestellten Skyr-Cremes, ist ein Brötchen ideal geeignet. Da du hier genau Bescheid weißt, welche Inhaltsstoffe enthalten sind, passen die Brötchen wunderbar zu deiner gesunden Ernährung.

Für 10 Brötchen brauchst du die folgenden Zutaten:
* 350 ml Skyr
* 300 g Dinkelmehl (zum Beispiel Typ 630)
* 2 Eier
* 3 EL Vollmilch oder einen Milchersatz deiner Wahl
* 1 TL Salz
* 1 Päckchen Backpulver
* 100 g Kerne

Zubereitung:

1. Zunächst den Backofen auf 200°C Ober-/Unterhitze vorheizen.
2. Dann alle Zutaten bis auf die Kerne mit den Händen oder den Knethaken von einem Rührgerät gut miteinander vermischen. Der Teig sollte eine klebrige Konsistenz erreichen, die nicht zu flüssig ist.
3. Mithilfe von Löffeln portionierst du den Teig dann auf Backpapier, das sich schon auf einem Blech befinden sollte. Nun bestreust du die Brötchen mit den Kernen deiner Wahl. Das kann zum Beispiel Mohn sein. Aber auch Leinsamen, Sonnenblumenkerne, Kürbiskerne oder eine Mischung passen gut zu den herzhaften Schrippen.
4. Zuletzt bäckst du die Brötchen auf der mittleren Schiene für etwa 20 bis 25 Minuten und schon sind sie fertig.

Auch mit selbstgemachter Marmelade oder mit Honig ein Genuss!

Salziges Knuspergebäck mit Skyr

Nährwerte pro Portion: 131 kcal, 8 g KH, 2 g EW, 10 g FE.
Punkte pro Portion: 4. Rezept entspricht 10 Portionen.

Außerdem passt Skyr auch ganz wunderbar zu salzigem Knuspergebäck. Wenn du zum Beispiel gern Salzstangen knabberst, ist das die passende Option für dich. In diesem Fall kommt der Skyr nicht in das Gebäck, sondern dient als frischer Dip. Du kannst natürlich puren Skyr nehmen, aber noch besser schmeckt er, wenn du ein paar Gewürze und Kräuter dazu mischst. Hier ist ein Rezept für leckere Blätterteig-Grissini, die du zum Beispiel bei einer Party reichen oder zum Filmabend mit Freunden mitbringen kannst. Zusätzlich zum Skyr-Dip kannst du noch eine Tomatencreme oder eine Guacamole anmischen, um durch Vielfältigkeit zu überzeugen.

Diese Zutaten brauchst du:

- 250 g Blätterteig
- 2 Eidotter
- Parmesan

- Meersalz
- Pfeffer
- Mehl für die Arbeitsfläche

Zubereitung:

1. Den Blätterteig rollst du dann auf deiner bemehlten Arbeitsfläche in etwa 3 mm dicke Platten aus. Darauf verstreichst du den aufgeschlagenen Eidotter.
2. Hinzu kommen Salz, Pfeffer und frisch geriebener Parmesan. Mit einem Nudelholz kannst du den Teig noch etwas flacher machen und die übrigen Zutaten vorsichtig hineindrücken. Wenn du magst, sind auch Kräuter wie Rosmarin oder zum Beispiel Kümmel sehr lecker dazu.
3. Dann schneidest du den Teig in etwa fingerbreite und zwei Finger lange Streifen. Drehe die Enden ein wenig auf, sodass eine Spiralform entsteht.
4. Bei 180°C auf einem Backblech mit Backpapier für etwa 8 Minuten backen, und schon sind die Grissini fertig.

Nun musst du nur noch den Skyr-Dip vorbereiten. Wirf dafür einen Blick auf meine vorherigen Rezepte!

Herzhafte Mahlzeiten mit Skyr

Jetzt hast du schon viele von meinen Lieblingsrezepten mit Skyr kennengelernt. Obwohl die Klassiker, nämlich das Frühstück mit Heidelbeeren und das Vollkornbrot mit Skyr und Lachs schon dabei waren, ist zum Glück noch lange nicht Schluss! Denn auch für herzhafte Mahlzeiten und Hauptmahlzeiten eignet sich der Frischkäse ganz hervorragend. Daher erhältst du in diesem Kapitel 10 weitere Rezepte, die dich hoffentlich inspirieren, der gesunden Ernährung weiter zu folgen. Natürlich heißt das noch nicht, dass du jeden Tag Skyr konsumieren solltest. Aber wann immer du magst oder du zum Beispiel eine angebrochene Packung Skyr aufbrauchen möchtest, kannst du auf eines dieser leckeren Rezepte zurückgreifen!

Mediterranes Skyr-Hähnchen

Nährwerte pro Portion: 487 kcal, 17 g KH, 67 g EW, 15 g FE.
Punkte pro Portion: 3

Für eine eiweißreiche, sättigende und rundum gesunde Ernährungsweise spielt Huhn eine große Rolle, wie du sicherlich bereits weißt. Für Vegetarier ist dieses Rezept nicht das Richtige, aber wenn du gern mediterran isst und zu den Fleischessern gehörst, passt dieses Hähnchen-Rezept hoffentlich gut zu dir. Du kannst es leicht im Ofen zubereiten und sparst bei der Soße die Sahne, die du nämlich mit Skyr ersetzt.

Für vier Personen brauchst du die folgenden Zutaten:

- 500 ml Skyr
- 4 Hähnchenbrüste
- 1 rote oder grüne Paprika
- 1 EL Curry-Paste (am besten grüne)
- 1 mittelscharfe Chili
- 1 Zwiebel
- 1 Zehe Knoblauch
- 1 Lorbeerblatt
- 1 Handvoll schwarze Oliven
- 100 ml Gemüsebrühe oder Hühnerbrühe
- 100 ml frisch gepresster Orangensaft
- Salz und Pfeffer
- Olivenöl

Zubereitung:

1. Zunächst solltest du die Zwiebel, die Chili und die Knoblauchzehe in kleine Stücke schneiden. Dann brätst du alle drei Zutaten in Olivenöl an, bis die Zwiebelstückchen glasig sind.
2. Hinzu kommen Skyr, Lorbeer, Curry, die Brühe und der Orangensaft. Wenn du es fruchtig magst, empfehle ich dir, ein Stück von der ungespritzten Orangenschale über der Soße zu verreiben. Zu einer glatten Marinade verrühren.
3. Als Nächstes bereitest du die Hähnchenbrust vor, indem du sie von möglichen Sehnen befreist und dich vergewisserst, dass sie eine gute Konsistenz hat. Salzen, pfeffern und mit Olivenöl beträufeln.
4. Nun marinierst du die Hähnchenbrüste für bis zu sechs Stunden in der Skyr-Mischung. Das geht besonders gut in einer tiefen Schale, die du abdeckst und im Kühlschrank stehenlässt.

5. Wenn die Marinier Zeit vorbei ist, gibst du alles in eine Auflaufform und streust die geschnittene Paprika sowie die Oliven darüber. Bei 180°C für etwa 25 Minuten backen – guten Appetit!

Pellkartoffeln mit Skyr-Mango-Dip

Nährwerte pro Portion: 452 kcal, 76 g KH, 26 g EW, 4 g FE.
Punkte pro Portion: 10

Für alle Vegetarier ist dieses Gericht hervorragend geeignet. Du kannst es aber auch gut als Beilage zu einem Fleischgericht reichen oder die schön angerichteten Pellkartoffeln bei einer Party als Snack anbieten. Darüber hinaus ist es möglich, mit verschiedenen Gemüsesorten zu experimentieren, falls du gerade keine Pellkartoffeln zur Hand hast. Ich rate dir, eine große Portion von dem Dip vorzubereiten! Denn dieser ist so lecker, dass Freunde und Familie schon bald so gut wie jedes Lebensmittel hineintauchen werden. In einem luftdichten Gefäß hält der Dip für einige Tage im Kühlschrank, aber die Wahrscheinlichkeit ist hoch, dass er so lange gar nicht überleben wird.

Für 4 Portionen benötigst du die folgenden Zutaten:

- 1,5 kg Pellkartoffeln
- 350 ml Skyr
- 250 g körnigen Frischkäse
- 200 g Mango
- 1 TL Currypulver
- 1 TL frisch geriebenen Ingwer
- Salz und Pfeffer

Zubereitung:

1. Die Pellkartoffeln bürstest du zunächst unter kaltem Wasser ab, damit sie sauber werden.
2. Dann bedeckst du sie in einem Topf mit Wasser und salzt dieses nach Belieben. Je nach Kartoffelart solltest du nach dem Aufkochen mit einer Kochzeit von etwa 20 Minuten rechnen. Mit der Messerspitze kannst du testen, ob die Erdäpfel schon weich sind.
3. Vor dem Verzehr mit Pellbesteck von der Schale befreien.
4. Für den Dip vermischst du Skyr und Frischkäse miteinander.
5. Die Mango pürierst du und gibst sie zur Frischkäsemenge hinzu.
6. Je nach Geschmack würzt du dann noch mit Currypulver, Ingwer, Salz und Pfeffer. Kurz durchziehen lassen und schon kann der Dip-Spaß beginnen!

Omelett mit Spinat und Lachs

Nährwerte pro Portion: 181 kcal, 6 g KH, 18 g EW, 9 g FE.
Punkte pro Portion: 1

Dieses Gericht ist ein richtiger Fitness-Booster. Nach einem Workout oder einer Runde Joggen ist es genau das Richtige und wenn du Glück hast, bereitet eine liebe Person es schon für dich zu. Alternativ machst du eine größere Portion für später oder kochst, bevor die Fitness beginnt. Wenn du es noch ein wenig aushältst, kannst du das Omelett auch frisch zubereiten, denn es geht zum Glück recht schnell. So kannst du dich nämlich direkt, wenn du ausgepowert nach Hause kommst, wieder stärken. Die zahlreichen Proteine in dieser Hauptspeise unterstützen den Muskelaufbau und regulieren zugleich deinen Blutzucker. Der Spinat versorgt dich mit wichtigen Vitaminen und der Skyr liefert nicht nur Eiweiß, sondern sorgt auch für eine herrlich cremige Konsistenz.

Hier das Rezept für ein Omelett:

- 1 Ei
- 1 Eiweiß
- 1 Handvoll Spinat
- 1 Handvoll Champignons
- 1 Scheibe Räucherlachs
- 2 EL Skyr
- Dill
- Schwarzer Sesam
- Salz und Pfeffer

Zubereitung:

Die Zubereitung ist ganz leicht.
1. Zunächst vermischst du das Ei mit einem zusätzlichen Eiweiß, um für besonders viele Proteine zu sorgen. Ich empfehle dir auch, ein wenig Mineralwasser unterzumischen, damit das Omelett noch fluffiger wird.
2. Hinzu kommt der gewaschene und geschnittene Spinat sowie die geputzten, in Scheiben geschnittenen Champignons.
3. Anschließend den Skyr unterrühren, der die Omelett-Masse cremiger macht.
4. Mit Sesam, Salz und Pfeffer nach Belieben abschmecken.

5. Dann brätst du das Omelett in ein wenig Öl oder Butter von beiden Seiten auf mittlerer Hitze, bis es goldbraun ist.

6. Vor dem Verzehr kommt eine Scheibe Lachs auf das Omelett und du bestreust das Ganze mit Dill. Auch ein kleiner Klecks Skyr kann nicht schaden. Lass es dir schmecken!

Gemüsewaffeln

Nährwerte pro Portion: 322 kcal, 56 g KH, 16 g EW, 3 g FE.
Punkte pro Portion: 6

Diese salzigen Waffeln mit Skyr eignen sich sowohl für einen Brunch mit Familie oder Freunden als auch für das Mittag- und Abendessen. Du benötigst dafür ein Waffeleisen. Falls du keines hast und auch keines ausleihen kannst, machst du einfach Pfannkuchen aus dem Teig. Die Waffeln kannst du natürlich frisch und heiß genießen. Aber auch kalt sind sie sehr lecker und eignen sich als Snack für zwischendurch oder für ein herrliches Picknick. Mit ein paar Gurkenscheiben, deinen Lieblingskräutern und einer Extra-Portion Skyr richtest du sie besonders schön auf dem Teller an!

Du brauchst für 4 Portionen:

- 400 g Zucchini
- 200 g Karotten
- 250 g Mehl
- 175 ml Skyr
- 2 Eier

- 1 Zwiebel
- 1 Knoblauchzehe
- Salz und Pfeffer
- Kräuter nach Wahl

Zubereitung:

1. Sowohl die Zucchini als auch die Karotte solltest du zunächst waschen, schälen und fein raspeln. Wenn du lieber anderes Gemüse magst, kannst du alternativ Paprika, gekochte Kartoffeln oder andere Optionen wählen.
2. Die Zwiebel würfelst du in kleine Stücke und die Knoblauchzehe kommt durch eine Knoblauchpresse.
3. Das fertige Gemüse vermischst du dann mit dem Mehl, dem Skyr und den Eiern. Wenn du deine Waffeln besonders fluffig magst, solltest du meinem Geheimtipp folgen und noch ein wenig sprudelndes Mineralwasser zum Teig hinzufügen.
4. Mit Salz, Pfeffer und Kräutersalz oder frischen Kräutern verleihst du dem Teig seine Würze.
5. Dann heizt du das Waffeleisen auf die mittlere Stufe vor und fettest es mit ein wenig Butter oder Margarine ein.

6. Pro Waffel gibst du etwa 2 Esslöffel vom Teig auf das heiße Eisen und wartest, bis die Waffel goldbraun ist und duftet.

Mit ein wenig Kräuterquark oder einem Skyr-Dip aus den anderen Rezepten schmecken die Waffeln ganz besonders gut.

Finnischer Steckrüben Auflauf

Nährwerte pro Portion: 142 kcal, 21 g KH, 6 g EW, 3 g FE.
Punkte pro Portion: 3

Steckrüben bekommst du zwar vor allem im Oktober und November, aber wenn dir das folgende Gericht schmeckt, kannst du auch ein paar Rüben einfrieren. Der Auflauf kommt aus Finnland. Daher verwundert es nicht, dass Skyr eine wichtige Rolle darin spielt, denn schließlich hat auch Finnland viel skandinavischen Einfluss und kennt ähnliche Milchprodukte. Du kannst diesen Auflauf als Hauptmahlzeit genießen, aber auch als Beilage verwenden. An einem kalten Tag schmeckt er ganz besonders gut.

Für vier Portionen brauchst du diese Zutaten:

- 600 g Steckrüben
- 1 EL Butter
- Gemüsebrühe
- 100 ml Skyr
- 1 EL Rübensirup oder anderes Süßungsmittel

- 2 EL Semmelmehl
- 1 Ei
- Muskat
- Salz und Pfeffer
- Schnittlauch

Zubereitung:

1. Zunächst schälst und wäschst du die Steckrüben. Die 600 g beziehen sich auf die fertig vorbereiteten Stückchen, die etwa 5 bis 6 mm groß sein sollten.
2. Dann gibst du die Butter zusammen mit ein wenig Wasser, der Gemüsebrühe und den Rübenwürfeln in einen Topf. Für etwa 10 Minuten garen und dabei darauf achten, dass die Rüben nicht zu weich werden. Mit Salz, Pfeffer und Muskat kannst du die Rüben je nach Belieben ordentlich würzen.
3. Dann schmeckst du den Skyr mit dem Rübensirup ab. Du kannst aber auch Agavendicksaft oder ein anderes Süßungsmittel deiner Wahl verwenden.
4. Zum Skyr kommen dann noch das Ei und das Semmelmehl.
5. Diese Mischung gibst du zu den Steckrüben und überprüfst noch einmal, ob der Geschmack stark genug ist.

6. Dann gibst du das Ganze in eine große Auflaufform und noch ein paar Butter Flöckchen darüber und bäckst es bei 180°C für etwa eine halbe Stunde.

7. Vor dem Servieren kannst du den Auflauf dann noch mit Schnittlauch bestreuen und auf Wunsch etwas Skyr für noch mehr Cremigkeit hinzugeben.

Brokkoli-Schinken Quiche

Nährwerte pro Portion: 277 kcal, 12 g KH, 22 g EW, 15 g FE.
Punkte pro Portion: 7

An warmen Tagen hingegen ist eine leichte Quiche genau das Richtige. Wenn du vegetarisch lebst, kannst du den Schinken einfach weglassen oder ihn durch ein anderes Gemüse deiner Wahl, zum Beispiel Karotten, ersetzen. Die Zubereitungszeit für diese Quiche ist etwas länger als für die anderen Gerichte, aber es lohnt sich, an einem Sonntagnachmittag das kleine Projekt anzugehen. Dazu empfehle ich dir einen leichten Salat mit Skyr-Dressing oder einfach einen schnellen Gurkensalat mit Skyr und Milch.

Hier sind die Zutaten für <u>vier Portionen</u>:

- 1 Brokkoli
- 5 Blatt Blätterteig oder Filoteig
- 3 Frühlingszwiebeln
- 1 Knoblauchzehe
- 10 Salbeiblätter
- 120 ml Skyr
- 2 Eier
- 50 ml Milch (fettarm), 1,5 % oder Milchersatz
- 100 g Bergkäse
- 100 g Kochschinken
- Salz und Pfeffer
- Muskat

Zubereitung:

1. Zunächst solltest du den Backofen auf 180°C vorheizen, damit die Quiche schneller fertig wird.
2. Dann beginnst du mit dem Brokkoli: Wasche ihn gut ab und zerteile ihn in kleine Röschen. Auf einem Backblech für etwa 10 Minuten vorbacken.
3. Danach fettest du eine runde Backform mit einem Durchmesser von etwa 26 cm ein. Wenn du kein Öl und keine Butter dafür verwenden möchtest, ist geschmolzenes Kokosfett eine gute Option.
4. Anschließend legst du ein Blatt von dem Teig in die Form und pinselst es mit etwas Öl oder Fett ein. Das nächste Blatt kommt etwas versetzt in die Form und erhält ebenfalls einen „Anstrich" mit Öl oder Fett. So machst du weiter, bis die Form komplett mit den 5 Blättern Filoteig ausgelegt ist.

5. Wenn der Ofen fertig vorgeheizt ist und du den Brokkoli schon gebacken hast, kommt der Teig für etwa 5 Minuten in den Ofen.

6. Als Nächstes schneidest du 2 der Frühlingszwiebeln in Ringe und hackst die Salbeiblätter sowie den Knoblauch in kleine Stücke.

7. Diese drei Zutaten vermischst du mit dem Skyr, den Eiern, einer Milch oder einem Milchersatz deiner Wahl, der Hälfte des geriebenen Bergkäses, Salz, Pfeffer und Muskat. Mein Tipp: Pfeffer und Muskat schmecken frisch gemahlen ganz besonders gut!

8. Auf dem vor gebackenen Teig verteilst du dann zunächst den Brokkoli, dann den Schinken (am besten in kleine Stückchen geschnitten oder zu Röschen zerknüllt), die Skyr-Masse und den restlichen Bergkäse, der ebenfalls gerieben sein sollte.

9. Das Ganze bäckst du für etwa 30 Minuten.

10. Vor dem Servieren garnierst du die Quiche mit den Ringen der dritten Frühlingszwiebel oder deinen Lieblingskräutern. Petersilie passt zum Beispiel gut. Auch ein Klecks Skyr sowie frisch gemahlener Pfeffer eignen sich als Garnitur. Guten Appetit!

Hähnchen-Wraps mit Honig-Senf-Dressing

Nährwerte pro Portion: 598 kcal, 45 g KH, 43 g EW, 25 g FE.
Punkte pro Portion: 12

Wraps sind wunderbar zum Mitnehmen, aber auch für ein Abendessen mit Freunden. Dieses Rezept besteht aus vielen Zutaten, die du je nach Belieben variieren kannst. Wenn du die Wraps für Familie oder Freunde vorbereitest, empfehle ich dir, jedem das Zusammenstellen des eigenen Wraps zu überlassen. Du bietest also nur die einzelnen vorbereiteten Bestandteile an, aus denen sich jeder nach persönlicher Vorliebe seinen perfekten Wrap macht. Das ist weniger Arbeit für dich und garantiert, dass alle rundum zufrieden sind – eine richtige Win-Win-Situation!

Du brauchst die folgenden Zutaten für 4 Portionen:

- 500 g Hähnchenbrustfilet
- 6 getrocknete Tomaten
- 2 Frühlingszwiebeln
- 2 Knoblauchzehen
- Kreuzkümmel
- Salz und Pfeffer
- Paprikagewürz
- Öl und Olivenöl
- 7 EL Skyr
- Honig
- ½ TL Senf
- ½ Limette
- Schnittlauch
- 4 große Wraps
- 1 Paprika
- 50 g Rucola
- 100 g Cherry-Tomaten
- 1 Avocado
- 50 g Feta
- Kresse

Zubereitung:

1. Zunächst solltest du das Gemüse waschen. Die Paprika schneidest du in Streifen, den Rucola zupfst du klein, die frischen Tomaten viertelst du und die Avocado schneidest du nach dem Entkernen in kleine Würfel. Das geht am besten, wenn du sie zunächst der Länge nach in vier Viertel teilst. Die getrockneten Tomaten schneidest du ebenfalls in Streifen, die Frühlingszwiebeln hingegen in Ringe. Knoblauch und Schnittlauch hackst du fein.

2. Dann bereitest du das Dressing vor. Dafür benötigst du den Skyr, den du nach Geschmack mit ein wenig Honig oder einem Agavensirup vermischst. Alternativ kannst du Skyr in der Geschmacksrichtung Honig besorgen. Zu der Honig-Skyr-Mischung gibst du den Saft der halben Limette, den Senf, den gehackten Schnittlauch, einen Teelöffel Olivenöl und Salz und Pfeffer. Übrigens kannst du das Dressing, falls etwas übrigbleibt, auch bestens für andere Gerichte benutzen!

3. Danach schneidest du die Hähnchenbrust in Würfel und brätst sie mit dem Knoblauch in Öl an. Alternativ nutzt du Kokosfett oder Margarine. Zum Würzen sind Salz, Pfeffer, Paprikapulver und Kreuzkümmel geeignet. Du kannst aber auch eine Curryvariante aus dem Hähnchen zaubern.

4. Kurz bevor das Hähnchen fertig ist, gibst du noch die getrockneten Tomaten und die Frühlingszwiebeln hinzu und lässt beides mitbraten.

5. Die Wraps erwärmst du kurz vor dem Verzehr im Ofen, wo du sie auch länger warmhalten kannst, oder in einer Pfanne. Nun ist das Gericht schon fertig!

6. Je nach Geschmack verteilst du viel oder wenig Dressing auf den Wraps und füllst sie dann mit den Hähnchen Würfeln, den Tomaten, dem Rucola, den Paprikastreifen, der Avocado, dem Fetakäse und ein wenig Kresse. Dann klappst du den unteren Rand um und legst die beiden Seiten des Wraps über die Füllung, die sich mittig befinden sollte. Oben kann der Wrap offenbleiben – wichtig ist nur, dass das Dressing unten nicht herausläuft. Für den Transport klappst du auch die obere Seite zu.

Bulgur-Salat mit Minze und Skyr

Nährwerte pro Portion: 488 kcal, 71 g KH, 19 g EW, 13 g FE.
Punkte pro Portion: 16

Dank Bulgur, Skyr und Feta ist dieser Salat sehr füllend. Er ist zudem herrlich leicht und frisch und eignet sich damit wunderbar für einen lauen Sommerabend. Im Kühlschrank bleibt er für mindestens 2 Tage gut und sein Geschmack verstärkt sich dabei noch ein wenig. Sei es zu einem Grillabend mit Freunden, für ein Potluck-Dinner, ein Picknick oder einfach für dich selbst, dieser Salat gehört zu meinen liebsten Gerichten mit Skyr! Ich hoffe, dass er dir auch so gut schmeckt.

Diese Zutaten solltest du besorgen (viele davon erhältst du in arabischen oder türkischen Supermärkten), für 4 Portionen:

- 250 g Bulgur
- 1 Zwiebel
- 1 Knoblauchzehe
- 2 EL Olivenöl
- Salz und Pfeffer
- 15 Datteln

- 100 g Feta
- 10 Blätter frische Minze
- Saft einer halben Limette
- 200 ml Skyr
- Ras el Hanout Gewürz

Zubereitung:

1. Den Bulgur bereitest du so zu, wie es auf der Packungsanleitung beschrieben ist. Dazu benötigst du nur Wasser. Falls du gerade keinen Bulgur zur Hand hast, kannst du dir auch mit Linsen oder Couscous behelfen.
2. Dann schneidest du die Zwiebel und den Knoblauch in kleine Stückchen und verrührst sie mit dem noch warmen Bulgur.
3. Hinzu kommen Olivenöl, Salz, Pfeffer und Ras el Hanout. Dieses exotische Gewürz findest du in asiatischen Läden, in gut sortierten Gewürzläden und manchmal sogar bei Edeka.
4. Dann lässt du die Bulgur-Mischung etwas weiter abkühlen.

5. Es folgen Datteln, Feta und die Hälfte der Minzblätter. Alle drei Zutaten solltest du in kleine Stückchen hacken. Am besten sind frische Datteln geeignet, aber du kannst auch getrocknete nehmen, da die frischen nicht immer leicht zu finden sind. Getrocknete Datteln sind außerdem besonders gut für die Verdauung.

6. Über den Salat geben und mit dem Limettensaft beträufeln.

7. Nun machst du aus dem Skyr, der restlichen Minze, Salz und Pfeffer ein leckeres Dressing.

8. Den Bulgur-Salat mischst du gründlich durch und servierst ihn mit einem Klecks Dressing. Lecker!

Gerösteter Kürbis mit Skyr-Granatapfel-Dressing

Nährwerte pro Portion: 148 kcal, 13 g KH, 15 g EW, 4 g FE.
Punkte pro Portion: 1

Dieses Gericht ist bestens für den Herbst geeignet, wenn es viele leckere Kürbis Sorten gibt. Du magst das ganze Jahr über Kürbis? Dann ist es sinnvoll, rechtzeitig eine ausreichende Menge einzufrieren. Alternativ kannst du den Kürbis in diesem Rezept auch durch Süßkartoffeln ersetzen. Das Gericht eignet sich sowohl als Vorspeise als auch in größerer Menge als Hauptgericht. Du kannst es zu einem Picknick mitbringen oder Freunde bei einem schicken Dinner von deinen Kochkünsten überzeugen. Zu einem Halloween- oder Thanksgiving-Abend passt es besonders gut.

Dies brauchst du für <u>vier Portionen</u>:

- 3 kleine Kürbisse
- Olivenöl
- Salz
- 1 Becher Skyr
- 1 TL Pfeffer
- ½ TL gemahlenen Koriander
- ½ TL gemahlenen Kreuzkümmel
- Saft einer halben Limette
- 1 Handvoll Petersilie
- 1 Handvoll Granatapfelkerne

Zubereitung:

1. Den Backofen heizt du zunächst auf etwa 225°C vor.
2. Dann beginnst du mit den Kürbissen. Wenn man bei deiner gewählten Sorte die Schale mitessen kann, ist es nicht nötig, den Kürbis zu schälen. Entferne nur die beiden harten Enden und die Kerne im Inneren, indem du den Kürbis der Länge nach aufschneidest. Sobald du ihn entkernt hast, schneidest du den Kürbis ebenfalls der Länge nach in etwa 2 cm breite Streifen, die eine Halbmondform haben.
3. Dann verteilst du die Streifen auf zwei mit Backpapier ausgelegten Blechen. Mit Olivenöl und Salz bestreuen und für etwa 10 Minuten im fertig vorgeheizten Backofen backen lassen.

4. Um sicherzustellen, dass beide Bleche die gleiche Menge an Hitze erhalten, tauschst du sie aus und lässt sie für weitere 10 Minuten backen, bis der Kürbis beginnt, zu karamellisieren. Das erkennst du daran, dass er goldbraun wird.

5. In der Zwischenzeit bereitest du das Dressing vor. Dafür gibst du einen Pfeffer deiner Wahl, Koriander- und Kreuzkümmel Pulver und den Limettensaft zum Skyr. Ein wenig Olivenöl und Salz nutzt du zum Abschmecken. Wenn das Dressing noch sehr fest ist, kannst du es mit ein wenig Wasser verdünnen.

6. Sobald der Kürbis fertig ist, lässt du ihn auf Zimmertemperatur abkühlen. In einer großen Schüssel mischst du Dressing und Kürbis Streifen und schmeckst noch ein wenig ab.

7. Zum Servieren brauchst du die gehackte Petersilie sowie Granatapfelkerne.

8. Das Dressing sowie die Kombination mit Petersilie und Granatapfelkernen ist übrigens auch zu jedem anderen gebackenen oder gerösteten Gemüse sehr lecker!

Spaghetti „Skyr-fredo"

Nährwerte pro Portion: 908 kcal, 96 g KH, 32 g EW, 41 g FE.
Punkte pro Portion: 32

Sicherlich hast du schon einmal Spaghetti Alfredo gegessen. Das ist eines der simpelsten Pasta Gerichte, bei welchem Spaghetti oder Fettuccine einfach mit Butter und frischem Parmesankäse kombiniert werden. Hier habe ich eine Abwandlung aus Island für dich gefunden, die mit zwinkerndem Auge in Anlehnung an den Namensgeber Alfredo, „Skyr-fredo" genannt werden. Im Vergleich ist diese Variante sehr viel gesünder, da du weniger Fett, aber dafür dank Skyr mehr Eiweiß zu dir nimmst. Außerdem lassen die Spaghetti sich sehr schnell zubereiten und sind auch für Vegetarier bestens geeignet. Wenn du gern Fleisch dazu hast, gibst du einfach gewürfelten Schinken über das fertige Gericht. Auch angebratene Hähnchenbrust passt sehr gut. Außerdem empfehle ich dir, dazu einen Salat zu essen, um die fehlenden Vitamine zu dir zu nehmen.

Dies brauchst du für vier Portionen:

- 1 Packung Spaghetti
- 3 Knoblauchzehen
- 1 Becher Skyr (500 ml)
- Parmesankäse nach Belieben
- 160 g Butter oder Kokosfett
- Milch (fettarm), 1,5 % oder Milchersatz
- Salz und Pfeffer
- Pesto
- Basilikum

Zubereitung:

1. Zunächst schälst und zerdrückst du den Knoblauch in einer Knoblauchpresse oder mit der flachen Seite eines Messers. Schneide ihn in Stücke, wenn du keine Presse hast.
2. Dann brätst du die Butter an und gibst die Knoblauch Stücke dazu.
3. Hinzu kommt der große Becher Skyr. Rühre gut um, bis die Soße wirklich glatt und flüssig ist.
4. Parallel kannst du in kochendem Salzwasser schon einmal die Nudeln kochen.

5. In die Soße kommt als Nächstes so viel geriebener Parmesan, wie du möchtest. Das hängt von deinem Geschmack und deiner persönlichen Liebe zu dem italienischen Käse ab (ich persönlich kann gar nicht aufhören, Parmesan zu reiben...).

6. Mit Salz und Pfeffer schmeckst du die Soße ab und rührst immer weiter um. Dann drehst du die Hitze herunter und gibst noch ein wenig Milch hinzu. Dies hat gleich zwei Vorteile: Die Milch macht die Soße, die durch den Skyr säuerlich ist, etwas süßer und zugleich flüssiger.

7. Schon sind die Spaghetti „Skyr-fredo" fertig!

8. Am besten servierst du zunächst kleine Portionen, da das Gericht wirklich sehr gehaltvoll ist. Dafür mischst du Soße und Nudeln, garnierst das Ganze mit einem Klecks Pesto und ein paar Basilikum Blättern. Nach Belieben streust du etwas mehr Parmesan darüber und gibst mit frisch gemahlenem Pfeffer den letzten Kick. Guten Appetit!

Nachspeisen und Süßspeisen mit Skyr

Zu guter Letzt dürfen die Desserts natürlich nicht fehlen. Während Skyr bei den Hauptspeisen vor allem dafür sorgt, dass du gesündere Soßen und Dressings sowie cremigere Gerichte erhältst, spielt er bei den süßen Speisen eine noch zentralere Rolle. Denn sein säuerlicher Geschmack passt hervorragend zu der Süße von Früchten oder anderen Zutaten und seine Leichtigkeit führt dazu, dass du geradezu süchtig wirst. Ich persönlich mag ohne Skyr gar nicht mehr backen. Aber auch, wenn du nur ab und an zu diesem Quark- und Joghurtersatz greifst, wird dein Körper es dir danken. Denn auch in kalter Form ist Skyr ein wunderbarer Eiweißlieferant mit wenig Fett und Kohlenhydraten. Da er deinen Blutzuckerspiegel stabilisiert, fühlst du dich auch nach einer Süßspeise wunderbar. Hier findest du ein paar meiner Lieblingsrezepte für Nachspeisen mit Skyr!

Frozen Skyr

Nährwerte pro Portion: 102 kcal, 12 g KH, 11 g EW, 1 g FE.
Punkte pro Portion: 0

Da es Skyr inzwischen in vielen verschiedenen Geschmacksrichtungen gibt, ist es ganz leicht, daraus Frozen Skyr in deiner liebsten Variante zu machen. Je nach Supermarkt hast du beim Kauf von SKyr die Auswahl zwischen Himbeere, Blaubeere, Kirsche, Aprikose-Sanddorn und manchmal sogar der Geschmacksrichtung Honig. Außerdem kannst du natürlich mithilfe deiner Lieblingsfrucht oder anderen Zutaten dafür sorgen, dass der Frozen Skyr deinem Traum-Dessert entspricht! Statt Frozen Joghurt stelle ich dir hier das Rezept für Frozen Skyr vor. So hast du ein gesünderes und eiweißreiches Dessert, das noch dazu ganz leicht zuzubereiten ist.

Für vier Portionen brauchst du die folgenden Zutaten:
* 500 g Tiefkühlbeeren oder frische Beeren
* 350 ml Skyr in der gewünschten Geschmacksrichtung (oder Natur)
* 125 g frische Beeren zum Garnieren

Zubereitung:
1. Wichtig ist, dass du die Tiefkühlbeeren nicht auftauen lässt. Frische Beeren solltest du einfrieren oder zumindest kaltstellen, bevor du mit der Produktion des Frozen Skyr beginnst.
2. Mit einem starken Mixer beginnst du dann, die kalten Beeren und den Skyr miteinander zu vermischen. Dabei musst du wahrscheinlich immer wieder umrühren.
3. Wenn der Frozen Skyr noch nicht fest genug ist oder beim Pürieren wärmer wird, kannst du ihn in eine flache Schale füllen und im Gefrierschrank für etwa eine halbe Stunde noch fester werden lassen.
4. Dann garnierst du das Dessert mit frischen Beeren und genießt es!

Vergiss nicht, ein Foto zu posten, um bei Familie und Freunden für ein wenig Eifersucht zu sorgen. Schon bald wirst du viele Besucher haben, die gemeinsam mit dir den Frozen Skyr verkosten.

Honig-Balsamico-Erdbeer-Eis mit Skyr

Nährwerte pro Portion: 93 kcal, 16 g KH, 6 g EW, 0 g FE.
Punkte pro Portion: 2

Dieses Eis ist für richtige Feinschmecker geeignet! Es handelt sich strenggenommen um ein Eis am Stiel, aber du machst damit garantiert einen guten Eindruck und heimst viele Komplimente ein. Je nach deinem persönlichen Geschmack kannst du die Zutaten auch abändern und zum Beispiel Basilikum, Rosmarin oder Himbeeren hinzufügen oder ersetzen. Das Eis kann man auch mit griechischem Joghurt oder Quark herstellen, aber die Säure vom Skyr in Kombination mit dem süßen Honig sorgt für einen besonders schönen Effekt. Du brauchst Formen für Wassereis oder Eis am Stiel. Falls noch keine Stiele dabei sind, kannst du mit kleinen Holzstäbchen schnell dafür sorgen, dass ein Anfasser vorhanden ist.

Hier das Rezept für 6 Portionen:
+ 250 ml Skyr
+ 50 g Waldhonig
+ ½ TL Vanilleextrakt
+ 500 g Erdbeeren
+ 2 TL Zucker oder Zuckerersatz
+ 1 EL Balsamico-Essig
+ 1 Prise frischer schwarzer Pfeffer

Zubereitung:

1. Zunächst heizt du den Ofen auf 175°C vor. Die Erdbeeren werden nämlich geröstet, um ihnen einen ganz besonderen Gourmet-Geschmack zu verleihen! Dafür wäschst du die Erdbeeren, befreist sie vom Strunk und vermischst sie mit dem Süßungsmittel deiner Wahl. Dann bäckst du sie für etwa 20 Minuten auf einem mit Backpapier ausgelegten Blech.
1. Als Nächstes kommen die Erdbeeren mitsamt dem Saft, den sie im Ofen abgegeben haben, in eine große Schale. Hinzu gibst du den Balsamico-Essig und auf Wunsch auch eine Prise frisch gemahlenen Pfeffer. Gut mischen und mit einer Gabel ein wenig zerdrücken, bis du viele kleine Stücke hast.

2. Den Skyr pürierst du zusammen mit dem Honig und der Vanille in der Küchenmaschine für etwa 3 Minuten, bis er richtig schön cremig ist.

3. Dann füllst du zunächst ein wenig Skyr-Mischung in die Eisformen. Als Nächstes folgen pro Form etwa 2 TL von der Erdbeermischung und obendrauf kommt noch etwas mehr Skyr. Nach oben hin solltest du 2 mm Platz lassen, damit das Eis sich ausdehnen kann.

4. Wenn du magst, rührst du vor dem Einfrieren noch einmal um, um einen marmorierten Effekt zu erhalten.

5. Nach etwa 4 Stunden im Gefrierschrank sind deine kleinen Kunstwerke am Stiel fertig!

Skyr-Kirsch Mousse

Nährwerte pro Portion: 120 kcal, 12 g KH, 17 g EW, 0 g FE.
Punkte pro Portion: 1

Für heiße Tage ist der Frozen Skyr oder das Eis eine besonders gute Wahl. Wenn es allerdings etwas kälter draußen ist oder du ein besonders elegantes Dessert für einen besonderen Anlass kreieren möchtest, kannst du dich für diese Mousse entscheiden. Sie benötigt nur drei Zutaten und ist leicht herzustellen. Du solltest allerdings einen Tag für die Mousse einplanen, da sie über Nacht im Kühlschrank fest wird. Wenn du es besonders fluffig magst, empfehle ich dir, noch ein wenig steif geschlagene Schlagsahne hinzuzufügen. So wird die Mousse gehaltvoller, aber das darf ja auch mal sein!

Hier das Rezept für zwei Personen:

* 1 große Handvoll Kirschen
* 300 ml Skyr (Natur oder in der Geschmacksrichtung Kirsche)
* 2 TL Agavendicksaft oder ein anderes Süßungsmittel

Zubereitung:

1. Zunächst entsteinst du die Kirschen, wäschst sie gut ab und schneidest sie in kleine Stücke.
2. Dann verrührst du sie mit dem Skyr und dem Süßungsmittel deiner Wahl.
3. Als Nächstes legst du ein Sieb mit einem sauberen Geschirrtuch oder einem Mull Tuch aus. Du kannst auch eine ungenutzte Babywindel aus Stoff nehmen. Die Mousse kommt auf das Tuch und das Sieb stellst du über eine Schüssel. So können flüssige Überreste noch abtropfen, während die Mousse gleichzeitig ihre Konsistenz annimmt.
4. Über Nacht lässt du das Dessert im Kühlschrank stehen und stürzt es dann am nächsten Tag auf einen Teller. Mit den restlichen Kirschen oder einem Minzblatt dekorieren und zu zweit genießen!

Cookie Cups gefüllt mit Skyr

Nährwerte pro Portion: 356 kcal, 30 g KH, 13 g EW, 19 g FE.
Punkte pro Portion: 10

Kennst du Cookie Cups? Dieses US-amerikanische Dessert besteht aus einem Teig für Kekse, die aber in kleine Muffin- oder Pralinen Formen gefüllt werden. So kannst du die Cookies noch mit einer Füllung deiner Wahl verfeinern. In diesem Fall ist das natürlich Skyr! Die Zubereitung dauert etwas länger und ich kann dieses Rezept vor allem an geübte Bäckerinnen empfehlen. Aber natürlich kannst du auch einfach dein Glück versuchen. Wenn du den Angaben sorgfältig folgst, dürfte nicht viel schiefgehen. Die Cookie Cups eignen sich wunderbar als Geschenk zum Geburtstag, als Mitbringsel für einen schönen Anlass oder für einen Abend mit Freundinnen.

Für 12 Stück brauchst du die folgenden Zutaten:

- 4 EL Kokosblütenzucker
- 2 Eier
- 1 TL Vanillepaste oder Vanillepulver
- 240 g Haferflocken
- 80 g Kokosflocken
- 150 g Butter
- 60 g Dinkelmehl
- 100 g weiße Schokolade
- 6 kleine Becher Skyr in deiner bevorzugten Geschmacksrichtung
- frische Beeren
- frisches Obst zum Garnieren

Zubereitung:

1. Zunächst vermischst du den Kokosblütenzucker mit den Eiern und der Vanille.
2. Mit einem Handrührgerät schlägst du die Mischung solange auf, bis sie schaumig ist.
3. Dann schmilzt du die Butter und gibst sie mit den Haferflocken und den Kokosflocken zu der Mischung hinzu. Gut umrühren und das Mehl darüber sieben.
4. Zu diesem Zeitpunkt ist der Teig vermutlich recht klebrig. Lass ihn für ein paar Minuten ruhen und fülle ihn dann in eine Muffin Form.

5. In jeder Mulde solltest du die Cups formen, indem du den Teig an die Seiten und an den Boden drückst. Du stellst also die Form eines Muffins her, ohne diesem eine Füllung zu geben. Dann stellst du die Bleche für etwa 30 Minuten in den Kühlschrank.

6. Als Nächstes heizt du den Backofen auf 180°C vor.

7. In jede Muffin-Mulde legst du ein kleines Stück Backpapier und ein paar Backbohnen oder andere trockene Hülsenfrüchte. Auch Reis funktioniert, denn hier geht es nur darum, dass der Teig beim Backen nicht aufgeht.

8. Wenn der Ofen fertig vorgeheizt ist, bäckst du den Keks Teig im Muffin Blech für etwa 20 Minuten, bis er eine goldbraune Farbe annimmt.

9. Nun sind die Cookie Cups bereits fertig! Entferne sie vorsichtig aus dem Blech und lasse sie auf einem Rost auskühlen.

Nun geht es an die Füllung. Achte darauf, dass du die Skyr-Becher richtig herum transportierst, denn für dieses Rezept möchtest du nicht, dass sich die untere Fruchtschicht und der Skyr vermischen.

1. Löffele die obere Schicht aus Natur-Skyr, die sich in jedem Becher befindet, vorsichtig ab und sammle sie in einer Schale. Die Fruchtschicht im Becherboden rührst du gut um.

2. In die Cookie Cups füllst du dann zunächst das Obst deiner Wahl und verteilst dann die Fruchtschicht aus den Skyr-Bechern darauf. Der Natur-Skyr aus der Schüssel dient als Topping und Frische Kick für jeden Cookie Cup.

3. Zuletzt kannst du die kleinen Kunstwerke noch mit frischem Obst verzieren.

4. Wenn du die Cookie Cups nicht direkt verzehren möchtest, kannst du sie etwas länger haltbar machen. Dafür schmilzt du die weiße Schokolade und pinselst damit die gebackenen Cups ein. Wenn die Schokolade erkaltet ist, wird sie fest und dient als leckerer Barriere zwischen dem Teig und der flüssigen Füllung. Aber ich garantiere dir, dass sich die Cookie Cups nicht lange halten werden!

Mohn-Himbeer-Torte

Nährwerte pro Portion: 303 kcal, 21 g KH, 13 g EW, 18 g FE.
Punkte pro Portion: 11. Eine Torte entspricht 12 Portionen.

Wenn du deine Schwiegereltern begeistern möchtest oder eine von deinen Freundinnen davon überzeugen willst, wie vielfältig man Skyr einsetzen kann, ist diese Torte eine hervorragende Wahl. Statt Himbeeren kannst du auch jede andere Beeren Art verwenden. Selbst Aprikosen, Kirschen oder Nektarinen schmecken hervorragend dazu. Vor dem Backen findest du also am besten heraus, welche Obstsorte der Person, die du mit der Torte beglücken möchtest, am besten schmeckt. Die fertige Torte ist fruchtig und frisch und eignet sich damit besonders gut für den Sommer. Sie sieht eindrucksvoll aus, ist aber zum Glück nicht allzu schwer zu machen.

Diese Zutaten brauchst du:

- 100 g gemahlenen Mohn
- 300 ml Milch (fettarm), 1,5 % oder Milchersatz
- 35 g Grieß oder Hartweizen
- 200 g Erythrit oder einen anderen Zuckerersatz deiner Wahl
- 200 g Vollkornmehl
- 2 TL Backpulver
- 125 g weiche Butter oder Margarine
- 2 Eier
- 1 Eigelb
- 300 g Schlagsahne
- 450 ml Skyr
- 100 g Frischkäse
- Schale einer Bio-Zitrone
- Saft einer halben Zitrone
- 2 Päckchen Gelatine oder einen vegetarischen Ersatz
- 200 g Himbeeren

Zubereitung:

1. Zunächst kochst du den Mohn mit 200 ml Milch, dem Grieß und 20 g vom Zuckerersatz deiner Wahl auf.
2. Dann lässt du die Mischung abkühlen und heizt den Backofen schon einmal auf 175°C Ober-/Unterhitze vor.
3. Du brauchst eine 22 cm große Springform, die du gut einfetten oder mit Backpapier auslegen solltest.
4. Als Nächstes mischst du das Mehl mit dem Backpulver.

5. In einer separaten Schüssel rührst du die weiche Butter mit 100 g Zuckerersatz zusammen, bis die Masse cremig wird. Hinzu kommen die Eier und das Eigelb. Zu dieser Mischung fügst du 250 g der fertigen Mohn Masse hinzu.

6. Als Letztes kommt die Mehlmischung, die du langsam und im Wechsel mit den restlichen 200 ml Milch unterrühren solltest.

7. Dann füllst du den Teig in die vorbereitete Form und streichst ihn glatt. Wenn der Ofen fertig vorgeheizt ist, bäckst du den Teig für etwa 45 Minuten, bis die Stäbchen Probe ergibt, dass er durch ist.

8. Lasse den Teig abkühlen und schneide ihn waagerecht durch, um zwei Tortenböden zu erhalten.

Als Nächstes geht es an die Fühlung.

1. Zunächst machst du eine Creme, indem du die Schlagsahne steif schlägst.

2. Dann vermischst du Skyr, Frischkäse, Zitronensaft und Zitronenabrieb sowie die Gelatine miteinander und rührst 80 g Zuckerersatz unter. Die feste Sahne hebst du darunter.

3. Auf dem unteren Tortenboden, den du wieder in die Form legst, gibst du 125 g der Himbeeren und verteilst etwa 2/3 der fertigen Creme darauf. Darüber kommt der zweite Boden, den du mit der restlichen Creme bestreichst und mit den übrigen Himbeeren dekorierst.

4. Nun musst du die Torte nur noch für mindestens 2 Stunden kühl stellen, bevor du sie stolz präsentieren kannst!

Dänemark-Torte mit Erdbeeren und Skyr

Nährwerte pro Portion: 120 kcal, 15 g KH, 8 g EW, 3 g FE.
Punkte pro Portion: 7. Eine Torte entspricht 12 Portionen.

Wenn du schonmal in Dänemark warst, hast du sicherlich die sogenannte Dänemark-Torte gesehen. Die wird im Nachbarland besonders gern zu Geburtstagen gebacken, aber du findest sie auch in jeder Konditorei. Die Torte besteht aus bis zu drei Böden und einer köstlichen Creme. Sie ist normalerweise sehr Sahne-lastig und gehaltvoll. Wenn du sie aber, so wie ich es dir hier beschreibe, mit Skyr nachmachst, wird das Ganze etwas leichter. Rote Beeren deiner Wahl dürfen nicht fehlen! Traditionellerweise verwenden die Dänen Erdbeeren, aber auch andere Waldfrüchte oder sogar Heidelbeeren passen sehr gut zu der Torte. Du solltest auch ausreichend Zeit einplanen.

Dies sind die Zutaten, die du für eine Torte benötigst:

+ 3 Eier
+ 3 EL heißes Wasser
+ 220 g Zuckerersatz
+ 120 g Mehl
+ ½ TL Backpulver
+ 1 Glas Erdbeermarmelade

+ 9 Blätter Gelatine oder vegetarischer Ersatz
+ 450 ml Skyr
+ 300 g Schlagsahne
+ Erdbeeren

Zubereitung:

1. Zunächst mischst du die aufgeschlagenen Eier mit dem heißen Wasser und schlägst die Mischung schaumig. Hinzu kommen 120 g Zuckerersatz, zum Beispiel Erythrit.
2. Dann schlägst du mit einer Gabel oder mit dem Handrührer für 5 weitere Minuten, um eine schaumige, helle Masse zu erhalten.
3. Mehl und Backpulver darüber sieben und mit einem Schneebesen ganz vorsichtig unterheben. Damit ist der Teig schon fertig.
4. Den Ofen heizt du auf 180°C vor und verteilst den Teig dann auf einer mit Backpapier ausgelegten oder gut eingefetteten Springform. Für 15-20 Minuten backen lassen.

5. Danach lässt du den Teig abkühlen. Er kann entweder in der Springform bleiben oder schon einmal auf einen Teller gestürzt werden. Das macht es dir einfacher, später die fertige Torte nur noch aus dem Tortenring und nicht mehr aus dem Boden der Form befreien zu müssen.

6. Dann löst du 4 Blätter Gelatine oder das vegetarische Pendant nach Packungsanweisung auf und wärmst die Erdbeermarmelade auf. Dafür kannst du sowohl fertige Marmelade als auch ein selbst gekochtes Produkt verwenden. Zur warmen Marmelade fügst du die flüssige Gelatine hinzu und rührst gut um. Wenn die Masse geliert, kannst du den Herd wieder ausstellen.

7. Gib sie auf den abgekühlten Tortenboden, der sich nach wie vor in der Form befinden sollte, und lass das Ganze im Kühlschrank fest werden.

8. Für die oberste Schicht der Torte bereitest du die restliche Gelatine vor, vermischst 100 g Zuckerersatz mit dem Skyr und gibst die Gelatine hinzu.

9. Die Sahne schlägst du steif und hebst sie unter die Skyr-Mischung, sobald diese mit dem Gelieren beginnt.

10. Die fertige Creme verteilst du auf der Torte und stellst diese wieder kalt, diesmal für bis zu 8 Stunden.

11. Vor dem Servieren musst du dann nur noch die Springform oder den Tortenring entfernen und die fertige Torte mit Erdbeeren garnieren. Lass es dir schmecken!

Beeren-Küchlein mit Skyr

Nährwerte pro Portion: 113 kcal, 17 g KH, 5 g EW, 3 g FE.
Punkte pro Portion: 6. Ein Küchlein entspricht 12 Portionen.

Diese leckeren Küchlein sind schnell hergestellt. Statt Erdbeeren kannst du wieder ein anderes Obst deiner Wahl verwenden, um die Kuchen saisonal anzupassen. Du brauchst neben den Zutaten auch Backpapier, Frischhaltefolie und leere Toilettenpapier- oder Küchenpapierrollen. Damit gibst du den Küchlein nämlich ihre Form, was es leichter macht, sie später zu füllen.

Diese Zutaten solltest du besorgen:

- 4 Eier
- 1 Prise Salz
- 75 g Agavendicksaft oder Zuckerersatz deiner Wahl
- 4 EL Vanillezucker
- 75 Mehl
- 1 EL Kartoffelmehl
- 1 TL Backpulver
- Mandelblättchen
- 200 g Erdbeeren
- 200 ml Skyr
- 200 ml Schlagsahne
- Puderzucker

Zubereitung:

1. Bereite zwei Bleche vor, die du mit Backpapier auslegst. Auf jedem Papier solltest du 4 Kreise aufzeichnen, die einen Durchmesser von 12 cm haben.
2. Die Küchenpapierrollen kannst du schon einmal mit Frischhaltefolie umwickeln, um sie später zur Hand zu haben.
3. Dann trennst du die Eier und schlägst zunächst das Eiweiß mit dem Salz steif. Hinzu kommen der Zuckerersatz sowie die Hälfte des Vanillezuckers. Wenn du keinen Vanillezucker hast oder konsumieren möchtest, kannst du stattdessen ein wenig Vanillearoma nutzen.
4. Als Nächstes gibst du Kartoffelmehl, Backpulver und Mehl hinzu und rührst gründlich um. Damit ist dein Teig schon fertig.
5. Mische ihn gut durch und verteile ihn dann auf den insgesamt 8 Kreisen. Bestreue ihn mit ein paar Mandelblättchen und backe das Ganze dann bei 200°C für knappe 10 Minuten.

6. Dann trennst du die Küchlein ganz vorsichtig vom Backpapier und hängst sie über die mit Frischhaltefolie ausgekleideten Rollen, bis sie abgekühlt sind.

In der Zwischenzeit bereitest du die Füllung vor.
1. Dafür schlägst du die Schlagsahne mit dem restlichen Vanillezucker oder Zuckerersatz mit Vanillearoma steif.
2. Dann hebst du den Skyr unter. Sowohl Skyr Natur als auch eine Sorte mit Erdbeergeschmack oder einem anderen Beeren Geschmack sind hierfür geeignet.
3. Die Erdbeeren wäschst du und schneidest sie in Stücke oder Scheiben.
4. Dann füllst du die Küchlein mit der Skyr-Creme und den Erdbeeren.
5. Obendrauf kommt Puderzucker.
6. Mit kleinen Erdbeeren oder anderem Obst kannst du die Küchlein zusätzlich verzieren. Guten Appetit!

Bienenstich mit Skyr und Mandeln

Nährwerte pro Portion: 391 kcal, 36 g KH, 14 g EW, 20 g FE.
Punkte pro Portion: 16. Ein Bienenstich entspricht 8 Portionen.

Ein leckeres Dessert, das besonders gut zur Weihnachtszeit passt, stelle ich dir hier vor. Du kannst es ebenfalls statt mit Joghurt mit Skyr anrichten, um einen frischen und leicht säuerlichen Geschmack zu erzielen. Indem du den Bienenstich in einem schönen Weck Glas anrichtest und dazu ein wenig Weihnachtsdekoration auf dem Tisch verteilst, begeisterst du die ganze Familie. Ideal für einen Adventssonntag oder das Weihnachtsfest selbst! Natürlich kannst du das Rezept auch nach Belieben abwandeln und den Bienenstich mit Skyr und Mandeln zu anderen Jahreszeiten genießen. Es sind mehrere Arbeitsschritte für den Biskuit, die Vanillecreme und die Dekoration, aber es dauert nicht sehr lange, den Bienenstich herzustellen. Plane außerdem ein, dass du das Dessert für mindestens 2 Stunden oder auch über Nacht kaltstellen solltest.

Hier kommt die Zutatenliste:

+ 75 g Vollkornmehl
+ 50 g Mandeln (gemahlen)
+ 25 g Speisestärke
+ 1 TL Backpulver
+ 1 TL Lebkuchengewürz
+ ½ TL Zimt
+ 5 Eier
+ 1 Prise Salz
+ 140 g Zucker oder Zuckerersatz wie Erythrit

+ 100 g Mandelblättchen
+ 150 ml Schlagsahne
+ 1 Eiweiß
+ 200 ml Skyr
+ 3 Tropfen Vanillearoma
+ ½ TL Vanilleextrakt
+ Amaretto, Rum oder Baileys
+ 100 g gebrannte Mandeln
+ Marmelade in deiner Lieblingsgeschmacksrichtung

Zubereitung:

1. Den Ofen kannst du gleich zu Beginn auf 200°C Ober-/Unterhitze vorheizen.
2. Als Erstes stellst du den Biskuit-Teig her. Dafür mischst du Mehl, gemahlene Mandeln, Speisestärke, Backpulver, 100 g Zucker, Lebkuchengewürz und Zimt miteinander.

3. Dann schlägst du die 5 Eier zusammen mit einer Prise Salz auf der höchsten Stufe im Küchengerät oder mit dem Handrührer auf. Es kann bis zu 10 Minuten dauern, bis die Eier cremig und hell sind.

4. Die Mehlmischung siebst du dann darüber und hebst sie vorsichtig unter.

5. Als Nächstes verteilst du den Teig auf einem mit Backpapier ausgelegten Blech und bestreust ihn mit den Mandelblättchen. Für etwa 15 Minuten backen und kurz abkühlen lassen. Dann stürzt du den Teig auf ein sauberes Geschirrtuch und ziehst das Backpapier ab.

6. Die Sahne schlägst du steif, ebenso das Eiweiß (aber in einer separaten Schüssel).

7. Den Skyr vermischst du mit Vanillearoma, Vanilleextrakt und 40 g Zucker oder Zuckerersatz und hebst die Schlagsahne und den Eischnee darunter.

8. Dann mischst du vorsichtig die 100 g gebrannten und gehackten Mandeln hinzu.

9. Wenn der Biskuit abgekühlt ist, kannst du mit dem Anrichten beginnen. Dafür zupfst du den Teig in kleine Stücke und legst ihn als untere Schicht in die Dessert Gläser.

10. Für die angegebene Menge brauchst du etwa 8 kleine Gläser. Die Schicht beträufelst du dann mit 1-2 TL Amaretto oder einem anderen Alkohol deiner Wahl. Ein wenig Marmelade auf dem Biskuit-Teig verteilen und mit der Vanillecreme bedecken. Es folgt eine weitere Schicht aus Biskuit, Amaretto, Marmelade und Creme.

11. Dann stellst du das Dessert kühl, was auch gut über Nacht geht.

12. Mit ein paar Beeren, ein paar Tropfen Marmelade, einem Anis Stern oder weiteren gehackten Mandeln verzieren und in gemütlicher Runde genießen!

PS: Zahlreiche Likes sind bei diesem besonders fotogenen Nachtisch garantiert! Gib dir also Mühe beim Verzieren und halte das Rezept bereit, nach dem dich sicherlich viele Freunde fragen werden.

No-Bake Skyr Cheesecake

Nährwerte pro Portion: 232 kcal, 16 g KH, 8 g EW, 14 g FE.
Punkte pro Portion: 10. Ein Kuchen entspricht 12 Portionen.

Immer wieder werde ich gefragt, ob man mit Skyr auch einen Cheesecake machen kann. Die Antwort lautet ganz klar: Ja! Dank isländischem Frischkäse machst du aus der Kalorienbombe ein einigermaßen gesundes Dessert, das nach wie vor köstlich schmeckt und auch gut sättigt. Bei dieser Variante musst du nicht einmal backen. Es handelt sich um einen sogenannten No-Bake-Cake. Diese leicht zubereiteten Desserts liegen mitten im Trend.

Diese Zutaten brauchst du:

- 225 g Vollkornkekse, zum Beispiel Digestives mit dunkler Schokolade
- 115 g Butter
- 450 ml Blaubeer-Skyr
- 2 Eier
- Vanillearoma
- 225 g Schlagsahne oder Frischkäse
- 60 ml Milch (fettarm), 1,5 %
- 8 Blätter Gelatine oder vegetarische Alternative
- Frische Blaubeeren zum Dekorieren

Zubereitung:

1. Zunächst fettest du eine runde Springform gründlich ein oder legst sie mit Backpapier aus. Die Kekse zerbrichst du in größere Krümel. Das geht besonders gut, indem du sie in eine Plastiktüte steckst und dann mit einem Hammer oder einer Teigrolle drauf klopfst und so deinen Spaß an der Zerstörung auslebst.
2. Die Krümel vermischst du dann mit der geschmolzenen Butter. Damit hast du schon deinen Boden für den Kuchen, den du in der Springform verteilst und sanft auf den Boden und etwa 3 cm hoch an den Rändern verteilst. Im Kühlschrank zwischenlagern.
3. Dann vermischst du Skyr, Eier und Vanillearoma in einer Schüssel. Wenn du keinen Skyr in der Geschmacksrichtung Blaubeere findest, kannst du selbst frische oder tiefgekühlte Beeren hinein pürieren. So sparst du auch Zucker und Süßungsmittel.

4. Dann schlägst du die Schlagsahne in einer separaten Schüssel solange, bis sie die ersten Zipfel bildet. Alternativ nutzt du Frischkäse, den du direkt unter die Skyr-Mischung heben kannst. Mit der mittelfesten Schlagsahne gehst du beim Unterheben besonders vorsichtig vor.
5. Dann erwärmst du die Milch über mittlerer Hitze und gibst die Gelatine hinzu, bis sie sich auflöst. Die Flüssigkeit gibst du zu der Masse aus Skyr und Schlagsahne und vermischst alles vorsichtig.
6. Nun gießt du alles über den Teig und bedeckst die Springform mit einer Frischhaltefolie.
7. Jetzt muss der Kuchen nur noch für etwa 8 Stunden (am besten über Nacht) in den Kühlschrank. Vor dem Essen dekorierst du ihn mit Blaubeeren oder mit essbaren Blüten.

Tipp: Du kannst den No-Bake Cheesecake mit Skyr auch ganz leicht einfrieren. Um ihn wieder aufzutauen, stellst du ihn über Nacht in den Kühlschrank oder wartest etwa 3 Stunden bei Raumtemperatur, bis er eine angenehme Konsistenz hat.

Brombeeren-Biskuitrolle mit Skyr

Nährwerte pro Portion: 93 kcal, 12 g KH, 6 g EW, 2 g FE.
Punkte pro Portion: 4. Eine Biskuitrolle entspricht 12 Portionen.

Zu guter Letzt möchte ich dir eine Biskuitrolle vorstellen, bei der Skyr ebenfalls eine wichtige Rolle spielt. Wie du sicherlich schon gemerkt hast, ist die Kombination aus einem leckeren Teig, einer Skyr-Creme und einer Obst- oder Beerensorte das Geheimrezept für ein gelungenes, gesundes und köstliches Dessert. Auch hier zauberst du aus diesen drei Komponenten ein richtiges kleines Wunder. Wie immer kannst du die Beeren ersetzen oder andere Fruchtsorten verwenden. Dank Kartoffelmehl ist dieses Dessert glutenfrei, aber du kannst auch normales Mehl oder Vollkornmehl nutzen.

Für die Biskuitrolle mit Brombeeren brauchst du:

* 3 Eier
* 250 g Zuckerersatz
* 1 TL Vanillearoma
* 100 g Kartoffelmehl
* ½ TL Backpulver

* 400 ml Skyr
* 250 ml Schlagsahne
* 5 Blatt Gelatine oder vegetarische Alternative
* 200 g Brombeeren

Zubereitung:

1. Den Backofen kannst du schon einmal auf 200°C vorheizen und ein Blech mit Backpapier auslegen.
2. Dann solltest du Eiweiß und Eigelb voneinander trennen. Das Eiweiß schlägst du so steif wie möglich. Eigelb und 150 g Zuckerersatz schlägst du schaumig und siebst dann das Kartoffelmehl sowie das Backpulver darüber.
3. Alles verrühren und dann etwa die Hälfte vom Eiweiß hinzugeben. Wenn du fertig bist mit dem Rühren, hebst du die andere Hälfte des Eischnees unter.
4. Streiche den Teig auf das Blech und backe ihn für etwa 10 Minuten.
5. Dann stürzt du die Biskuit Masse direkt auf ein sauberes Geschirrtuch, das am besten ein wenig feucht ist. Du kannst es auch mit Zucker oder Zuckerersatz bestreuen.

6. Rolle den Teig auf und lasse ihn abkühlen.

7. Als Nächstes bereitest du die Gelatine nach Packungsanleitung vor.

8. Die Sahne schlägst du steif. Skyr und 100 g Zuckerersatz vermischen und dann einige Löffel der Mischung zur flüssigen Gelatine geben.

9. Rühre gut um, bevor du den restlichen Skyr hinzufügst. Das Ergebnis stellst du kalt, bis es zu gelieren beginnt.

10. Zu diesem Zeitpunkt kannst du die geschlagene Sahne unterheben.

11. Dann rollst du den Biskuitteig wieder auf und verstreichst die Füllung darauf. Die Ränder solltest du frei lassen, damit nichts überquillt.

12. Mit Brombeeren oder anderen Beeren belegen und vorsichtig einrollen.

13. Für mindestens 3 Stunden kaltstellen. Vor dem Verzehr bestäubst du die Biskuitrolle mit Puderzucker und verzierst sie mit ein paar weiteren Beeren. Köstlich!

So machst du deinen eigenen Skyr

Wenn du dich noch weiter mit Skyr beschäftigen möchtest, empfehle ich dir, eine Reise zu seinen Wurzeln zu unternehmen. Inzwischen ist Skyr nämlich in vielen europäischen Ländern als typisch isländisches Produkt bekannt und die Isländer bieten dementsprechend touristische Aktionen rund um das Milchprodukt an. Es ist sogar möglich, in einer ehemaligen Skyr-Fabrik zu übernachten. Indem du ein paar isländische Frauen kennenlernst, erfährst du schnell noch mehr darüber, wie der Frischkäse traditionellerweise hergestellt wird. Mit ein wenig Glück zeigen sie dir den Prozess sogar oder geben zumindest ein paar Geheimtipps. Versuche also einfach, ins Gespräch zu kommen. Das geht am besten, indem du den Skyr, den du überall essen kannst, lobst und nach Tipps fragst, sowie dein Interesse zeigst.

Dem Skyr auf der Spur: In Island

Island stellt ein wunderschönes Reiseland dar. Es ist nicht gerade preiswert, bietet aber atemberaubende Naturschönheiten wie Geysire, heiße Quellen, unberührte Berglandschaften und wilde Pferde. Wenn du eine Reise nach Island unternimmst, kommst du um Skyr gar nicht herum. Beispielsweise findest du ihn in jedem Supermarkt in zahlreichen verschiedenen Varianten. Besonders interessant ist es, in Island Skyr in einem Restaurant zu bestellen. Selbst Fleischgerichte werden gern mit einer Blaubeer-Skyr-Soße serviert und beim Nachtisch spielt der Frischkäse eine besonders große Rolle. Reisende berichten von einer großen Portion Skyr, die mit frisch geschlagener Sahne, Ingwerkeks-Krümeln, frischen Blaubeeren und Kirschmarmelade garniert wird. Sicherlich findest du viele Abwandlungen von diesem Rezept, die dir zugleich als Inspiration für weitere Süßspeisen oder Frühstückmöglichkeiten mit Skyr dienen.

Von den Isländer-Sagen, die Skyr bereits früh erwähnen, hast du ja bereits gehört. Im Nationalmuseum in Reykjavik ist es zudem möglich, ein paar alte Töpfe und Krüge zu besichtigen, die nachweislich Reste von Skyr enthalten. Denn schließlich war es dieser auf einem uralten Rezept basierende Frischkäse, der es den Isländern schon vor über 1.000 Jahren ermöglichte, ausreichend Proteine zu sich zu nehmen und selbst im harschen Winter zu überleben. Sei es beim Besuch einer Skyr-Fabrik oder im Gespräch mit Isländern, du wirst vor Ort bei Interesse schnell mehr über Skyr erfahren. Ähnlich wie bei Sauerteig war es früher üblich, stets einen Teil des Skyrs vom letzten Mal aufzubewahren. Sobald die Milch für den neuen Skyr aufgewärmt war, wurde ein wenig vom alten Skyr hinzugegeben, um den Prozess der Käseproduktion zu starten. Hinzu kam Lab. Die entstehende Molke, die vom Skyr abgeschöpft wurde, konnte für andere Zwecke benutzt werden. Heutzutage ist es allerdings üblich, statt Lab Milchsäurebakterien für die Produktion von Skyr zu verwenden. Wenn du vor Ort siehst, wie Skyr hergestellt wird, kann es aber sein, dass Lab noch eine Rolle spielt.

Der beste Weg, schon in den ersten Tagen des Urlaubs tief in die isländische Küche einzusteigen, besteht darin, in möglichst vielen Restaurants zu essen. Neben Skyr findest du auch weitere Klassiker wie Lebertran, fermentierten Haifisch, isländisches Salz und natürlich die zahlreichen frischen Fischsorten. Besonders im Sommer ist Skyr überall als Dessert zu finden, denn dann ist Beeren Zeit. Wenn du Skyr bereits kennst, wirst du merken, dass das frische Produkt in Island einfach noch viel besser schmeckt. Denn hier ist der Skyr frischer und kommt häufig direkt aus der Produktion oder von einem Bauernhof, wo er nach von Hand hergestellt wird. Daher ist es empfehlenswert, möglichst viele Varianten auszuprobieren. Darüber hinaus bieten einige Fabriken manchmal Touren an. Wenn du in einer Gruppe reist, kannst du zum Beispiel an MS Iceland Dairy eine Nachricht schicken mit einer Anfrage für eine private Tour.

Wichtig ist, vor Ort niemals den Skyr als „Joghurt" zu bezeichnen, denn zu Recht ist Skyr für die Isländer heilig und eine Quelle von großem Stolz. Island hat darüber hinaus viele weitere Milchprodukte, die du kosten solltest, allen voran die Butter. Im Vergleich zu anderen Ländern konsumiert Island mit Abstand am meisten Milch und Käse. Auch der Butter-Konsum wird sonst nur von der Schweiz übertroffen. Um noch mehr über Skyr zu erfahren, ist es sinnvoll, einigen bekannten Marken auf Facebook zu folgen. So erfährst du mehr über eventuelle Öffnungszeiten, kannst Videos rund um Skyr anschauen und erhältst viele Rezeptideen.

Das Grundrezept für Skyr

Zwar ist es nicht schwer, Skyr selbst herzustellen, aber dir sollte bewusst sein, dass selbst die meisten Isländer das Produkt inzwischen im Supermarkt kaufen. Dort hat es nämlich eine besonders cremige Konsistenz, der Geschmack ist auf den Punkt und die Kosten sind ähnlich wie bei uns. Aber keine Sorge, mit ein wenig Übung gelingt es dir sicherlich auch, einen täuschend echten Skyr zu zaubern.

Wenn du den Skyr so herstellen möchtest wie die Isländer das machen, dann gehört dazu auch eine Lab Tablette. Damit eignet sich das Produkt strenggenommen nicht mehr für Vegetarier, dafür ist es aber das Original Rezept. Für einen Liter Skyr mit diesem Grundrezept benötigst du die folgenden Zutaten:

- 2 l magere Biomilch
- 400 g saure Sahne
- 1/2 Lab Tablette
- Warmes Wasser
- Käseleinen oder eine unbenutzte Stoffwindel
- Ein verschließbares Gefäß oder eine Glasflasche zum Aufbewahren

Die Lab Tablette gibt es in der Apotheke und das Käseleinen kannst du online kaufen. Auch gut sortierte Haushaltsläden sollten dieses Produkt im Sortiment haben. Wichtig ist, dass du mit höchsten Hygienestandards arbeitest, da dein Milchprodukt sonst schnell verdirbt. Daher solltest du alle Utensilien gründlich desinfizieren, bevor es an das Käsemachen geht. Das geht zum Beispiel, indem du sie in der Spülmaschine bei höchster Temperatur wäschst und dann gründlich abtrocknest.

Koche zunächst die Milch in einem Topf auf und lasse sie dann wieder auf 40°C abkühlen. Achte darauf, dass du gut umrührst, damit die Milch nicht anbrennt, was den Geschmack vom Skyr ruinieren würde. Dann schlägst du die saure Sahne mit einem Handrührgerät oder deiner Muskelkraft cremig. Gib sie langsam in die noch warme Milch. Als Nächstes löst du die halbe Lab Tablette in warmem Wasser auf. Die genauen

Mengenverhältnisse dafür findest du in der Packungsbeilage der Tablette. Das Gemisch kommt anschließend zu der noch warmen Masse aus Milch und Sahne. Einmal gut umrühren und dann den Topf zudecken. Nun heißt es warten: Bei Zimmertemperatur soll der Skyr nämlich 24 Stunden lang ruhen. Danach musst du noch die überflüssige Molke vom eigentlichen Skyr trennen. Dafür kleidest du ein Sieb mit dem Käseleinen aus und gießt den Topf Inhalt hindurch. Dabei fließt nur die Molke durch das Leinen und der Skyr bleibt im Sieb. Das dauert bis zu 3 Stunden, da das Gemisch recht langsam vor sich hin tropft. Bei Bedarf kannst du ab und zu vorsichtig umrühren. Wenn keine Flüssigkeit mehr aus dem Gemisch kommt, ist der Skyr fertig! Du kannst ihn entweder frisch mit ein paar Heidelbeeren genießen oder ihn in das Gefäß füllen. Er sollte sich im Kühlschrank für 4 bis 5 Tage halten.

An diesem Grundrezept ändert sich nicht viel. Du kannst nur ein wenig mit der Konsistenz experimentieren. Indem du zum Beispiel die saure Sahne erst mit ein wenig Milch cremig rührst, bevor du sie zu der restlichen warmen Milch hinzugibst, wird der Skyr noch fluffiger. Da es sich um ein Naturprodukt handelt, wird das Ergebnis jedes Mal ein wenig anders aussehen. Mein Geheimtipp besteht darin, noch ein wenig Mineralwasser unterzumischen, wenn der Skyr fertig ist, um ihn luftiger zu machen. Je besser du zwischendurch umrührst, desto glatter wird dein Skyr!

Wenn du den Skyr ohne Lab Tablette herstellen möchtest, um zu garantieren, dass er vegetarisch ist, gehst du ein wenig anders vor. Dafür ist zunächst einmal wichtig, dass du an Milchsäurebakterien kommst. Diese sind normalerweise im Drogeriemarkt in Kapselform zu erhalten, um die Verdauung zu unterstützen. Für Skyr funktionieren diese Kapseln allerdings nicht. Besser ist es, wenn du Milchsäurebakterien in Pulverform kaufst. Die sogenannten probiotischen Bakterien sind besonders gut geeignet. Sie werden auch verwendet, um Joghurt herzustellen, und sind magenschonend. Du erhältst sie auf den Webseiten der jeweiligen Hersteller. Eine kleine Packung Milchsäure Kultur ist zwar recht teuer, lässt sich aber auch mehrmals verwenden. Und wenn du einmal den ersten Skyr hergestellt hast, kannst du es wie die isländischen Frauen halten, die statt Lab immer ein wenig Grund-Skyr hinzugeben. Alternativ ist es möglich, mit Joghurt, der ebenfalls Milchsäurebakterien enthält, den Skyr zum Stocken zu bringen. Experimentiere einfach ein wenig!

Für Veganer gilt, dass es nicht möglich ist, einen veganen Skyr herzustellen. Du kannst allerdings einem Rezept für veganen Joghurt oder für veganen Magerquark folgen. So erhältst du ein vergleichbares Produkt, das allerdings keine tierischen Erzeugnisse enthält. Weder Geschmack noch Konsistenz werden Skyr stark ähneln, aber es ist möglich, dich anzunähern. Es gibt spezielle Joghurtmaschinen, die dir die Herstellung erleichtern. Du kannst aber auch den Backofen dafür nutzen, für längere Zeit die benötigte Körpertemperatur von 38-40°C aufrechtzuerhalten. Zunächst mischst du auch hier Milch und Milchsäurebakterien. Statt Joghurt-Reinzucht-Kulturen kannst du die zum Beispiel in Sojajoghurt bereits vorhandenen Bakterien nutzen, indem du einen Teil des Joghurts in die Milch gibst. Hier handelt es sich um vegane Pflanzenmilch, die pasteurisiert sein sollte. Falls du deine eigene Milch herstellst, ist es sinnvoll, diese zunächst einmal auf 90°C zu erhitzen. Sobald die Milch dann eine Temperatur von etwa 40°C hat, kannst du die Bakterien hinzugeben. So werden sie aktiv. Wichtig ist, dass du nun die Temperatur der Mischung für mindestens 12 Stunden konstant bei Körpertemperatur hältst.

Es gibt viele Varianten für veganen Joghurt. Von der Konsistenz her kommt der cremige Kokosjoghurt Skyr am nächsten. Am meisten Eiweiß enthält hingegen Sojajoghurt und auch Cashew-Joghurt ist eine gute Alternative. Wenn du dir ein festeres veganes oder laktosefreies Skyr-Produkt wünschst, solltest du einem Rezept für veganen Magerquark folgen. Ähnlich wie Skyr lässt sich diese Abwandlung ideal zum Kochen und Backen nutzen. Joghurt hingegen ist vor allem für süße Speisen geeignet. Herzhaften Cashew-Quark zum Beispiel erinnert an Frischkäse. Er ist fermentiert und hat daher einen leicht säuerlichen Geschmack. Für süße Gerichte ist ein Kokos-Cashew-Quark empfehlenswert, obwohl er sehr viel Fett hat. Damit stellt er eher eine Lösung für bestimmte Gerichte oder große Quark-Gelüste dar. Für die Zubereitung von einem Cashew-Quark benötigst du:

* 400 g Cashewnüsse
* 200 ml Sauerkrautsaft, ein Wasser-Zitronen-Gemisch oder Brottrunk
* 200 ml Wasser

Zunächst weichst du die Cashews in Wasser ein, und zwar am besten für etwa 8 Stunden. Das restliche Wasser weggießen. Zu den weichen Nüssen kommt der Sauerkrautsaft oder Brottrunk hinzu und du pürierst das Ganze. Mit ein wenig Salz und Pfeffer abgeschmeckt ist der Quark direkt fertig. Du kannst ihn aber auch zudecken und bei Raumtemperatur für etwa 5 bis 6 Stunden fermentieren lassen. Schon hast du einen veganen Quark, der vielseitige Verwendungsmöglichkeiten bietet.

Übrigens: Laktoseintolerante sollten zunächst einmal ausprobieren, ob ihnen der selbstgemachte Skyr bekommt. Vor allem die Variante mit Milchsäurebakterien ist eigentlich sehr magenschonend. Probiere es mit einer kleinen Menge. Alternativ solltest du zu einer der veganen Optionen greifen.

FAQs zu Skyr

Hier erhältst du abschließend noch einmal eine Übersicht über die wichtigsten Fragen und Antworten. Du kannst auch mit diesem Kapitel beginnen, das Buch zu lesen. Wenn du das Buch verleihst, ist dieses Kapitel ein guter Einstieg für Skyr-Neulinge.

Was ist „Skyr" eigentlich?

Skyr ist eine Art isländischer Frischkäse, der die Herzen von Deutschen, die sich gern gesund ernähren möchten, im Sturm erobert hat. Du sprichst das Wort in etwa wie „skirrr" aus. Dabei musst du das „r" am Ende nicht rollen, aber so machen es die Isländer. Schon seit über 1000 Jahren arbeiten die Inselbewohner daran, das Produkt zu perfektionieren. Es kam nämlich bereits mit den ersten Wikingern, die Island von Norwegen aus eroberten, nach Island. Traditionellerweise war die Herstellung von Skyr Frauensache. Inzwischen wird das Produkt, das sich von der Konsistenz her mit griechischem Joghurt vergleichen lässt, dabei aber deutlich weniger Fett enthält, in Fabriken hergestellt. Skyr hat schnell einen Beinamen als „der bessere Magerquark" erhalten, wird aber offiziell als Frischkäse klassifiziert.

Als richtiggehende Proteinbombe hilft Skyr dir dabei, eine gesunde Ernährung zu verfolgen. Denn mit diesem Produkt kannst du zum Beispiel ganz schnell ein proteinreiches, aber fett- und kalorienarmes Frühstück vorbereiten. Skyr wird in Deutschland in Bechern verkauft und du findest ihn inzwischen in vielen Supermärkten. Die Sorten mit Geschmack eignen sich als Snack für zwischendurch, ähnlich wie Joghurt. Der natürliche Skyr hat einen recht strengen Eigengeschmack, weshalb du ihn mit Obst und Süßungsmitteln verfeinern solltest. Auch zum Kochen eignet er sich sehr gut.

Seit wann gibt es Skyr in Deutschland?

Seit dem Jahr 2015 ist Skyr auch in Deutschland verbreitet. Hierzulande ist es vor allem die dänische Firma Arla, die das Produkt vermarktet. Du findest Skyr inzwischen in jedem Supermarkt und auch im Reformhaus oder im Biomarkt. Neben der natürlichen Geschmacksrichtung gibt es verschiedene Fruchtsorten, die es erlauben, den Skyr auch einfach einmal so zu löffeln. Seit seiner Einführung hat Skyr eine steile Karriere in Deutschland hingelegt. Denn wir konsumieren hierzulande sehr gern Milchprodukte. Ein wenig Abwechslung kommt dabei sehr gut an. Nach dem Trend rund um griechischen Joghurt ist Skyr das neue Produkt, mit dem sich viele Ernährungsblogs und andere Experten beschäftigen. Denn der isländische Frischkäse ist genau zu der Zeit in Deutschland angekommen, als das Bewusstsein für eine gesunde Ernährung gestiegen ist. Immer mehr Menschen sind es leid, sich mit klassischen Diäten abzukämpfen. Selbst im Büro ist es inzwischen gesellschaftsfähig, mit der eigenen Tupperdose anzukommen und die anderen mit einem selbstgemachten Snack zu beeindrucken. Alternativ kannst du einfach zwischendurch einen kleinen Becher Skyr in der Geschmacksrichtung deiner Wahl auslöffeln.

Gibt es Skyr auch in anderen Ländern?

In den skandinavischen Ländern gibt es schon lange verschiedene Skyr-Produkte, denn ursprünglich kommt dieses Wort ja sogar daher, bis die Isländer dem Skyr seine ganz eigene Identität gegeben haben. Wenn du aber heutzutage in Schweden oder Norwegen im Supermarkt Skyr siehst, handelt es sich vermutlich um Abwandlungen des bekannten Produktes. Manchmal wird Skyr auch als Oberbegriff für mehrere Milchprodukte auf einmal verwendet. Wenn du im skandinavischen Ausland den isländischen Skyr suchst, solltest du daher gut darauf achten, dass es das gleiche Produkt ist. Das erkennst du an dem Hinweis auf Island oder an der Marke Arla. In Island selbst ist Skyr inzwischen eines der wichtigsten Exportprodukte. Dementsprechend sind die Isländer sehr stolz auf ihren Skyr und bieten ihn in jedem noch so kleinen Geschäft mit. Allerdings lohnt es sich nicht, Skyr im Koffer mit nachhause zu transportieren, denn so wird die Kühlkette durchbrochen. Hierzulande gibt es das Produkt inzwischen zu fairen Preisen im Supermarkt.

Darüber hinaus kannst du Skyr auch in den USA, in Großbritannien und in einigen anderen nordeuropäischen Ländern kaufen. Im Urlaub in diesen Regionen ist es daher wahrscheinlich, dass du nicht auf deinen Proteinspender verzichten musst. Allerdings ist Skyr je nach Land ein wenig unterschiedlich. In Dänemark zum Beispiel gibt es eine recht flüssige und süße Variante. Denn den natürlichen Skyr aus Island mögen viele Menschen nicht ohne ein wenig Zucker oder eine Frucht essen. Das sieht beim dänischen Skyr anders aus, der von Natur aus süßer ist. Wenn du hier eine Geschmacksrichtung wie Vanille auswählst, ist sie dir vielleicht sogar zu süß. Falls du dich in einem südlichen Land aufhältst, in dem Skyr noch nicht angekommen ist, könntest du dein liebstes Milchprodukt einfach selbst herstellen, wie im letzten Kapitel beschrieben. Alternativ isst du für ein paar Wochen Naturjoghurt oder griechischen Joghurt. Dann schmeckt der Skyr zuhause umso besser!

Welche Inhaltsstoffe hat Skyr?

Skyr besteht zu einem großen Teil aus fettarmer Milch. Bei der Herstellung wird diese angesäuert, wobei die Milchproteine ausflocken. Dafür ist es wichtig, dass die Milch erwärmt wird. Bakterienkulturen, in manchen Fällen aber auch Lab, sorgen dafür, dass die Milchproteine Flocken bilden, was das Ganze zu einem dickflüssigen Produkt macht. Es entsteht eine joghurtähnliche Masse, die noch gesiebt werden muss, um die Molke zu entfernen und eine glatte Konsistenz zu erreichen. Früher haben isländische Frauen den Skyr bei sich zuhause hergestellt, aber inzwischen hat sich die Produktion hauptsächlich in Fabrikhallen verlagert. Dennoch wurde die ursprüngliche Rezeptur von Skyr kaum verändert.

Was die Nährwerte angeht, ist Skyr sehr attraktiv. Denn auf 100 Gramm kommen nur etwa 65 Kalorien, 0,2 Gramm Fett und 4 Kohlenhydrate. Dafür enthält Skyr 11 Gramm Proteine pro 100 Gramm und etwa 150 Milligramm Kalzium, was sehr gut für die Knochen ist. Zum Vergleich: Bei griechischem Joghurt erhältst du pro 100 Gramm nur 7 Gramm Proteine und bei 100 Milliliter Vollmilch etwa 4 Gramm. Du nimmst mit Skyr daher besonders viel Eiweiß zu dir, das dir zudem viel Kraft gibt. Außerdem deckst du mit einer Portion von 100 Gramm bereits 15% des empfohlenen Tagesbedarfs an Kalzium ab. Wie auch andere Lebensmittel mit einem geringen Anteil an

Kalorien hilft Skyr dabei, den Blutzuckerspiegel zu balancieren. Denn mit diesem Produkt steigt der Zucker in deinem Blut nur ganz langsam und um einen geringen Prozentsatz an. Andere Produkte hingegen führen dazu, dass der Blutzuckerspiegel direkt in die Höhe schnellt.

Wie lange ist Skyr haltbar?

Ähnlich wie Joghurt ist auch Skyr für ein bis zwei Wochen haltbar. Es kommt stets auf die Bedingungen und das individuelle Produkt an. Achte beim Einkaufen darauf, eine Packung auszuwählen, deren Mindesthaltbarkeitsdatum möglichst weit in der Zukunft liegt. So weißt du auch, dass der Skyr so frisch wie möglich ist. Die beste Qualität hat Skyr in den ersten Tagen nach dem Öffnen der Packung, denn dann ist er natürlich besonders frisch. Er reift auch noch ein wenig nach, sodass es vorkommen kann, dass er nach einer Weile strenger schmeckt. Bis zum Mindesthaltbarkeitsdatum kannst du ihn auf jeden Fall aufbewahren. Auch danach lohnt es sich, mit einem Schnuppern zu überprüfen, ob das Produkt noch gut riecht. Wenn das der Fall ist und du keine Anzeichen von Schimmel oder verdächtigen Verfärbungen erkennen kannst, ist der Skyr bedenkenlos nutzbar. Älteren Skyr, der vielleicht nicht mehr ganz frisch schmeckt, aber noch gut riecht, kannst du auch zum Kochen oder Backen gut verwenden. Normalerweise ist es aber kein Problem, einen Becher mit 450 ml schnell aufzubrauchen. Für den Snack zwischendurch kannst du auch die kleineren Portionen kaufen.

Für welche Gerichte eignet Skyr sich am besten?

Einer der größten Vorteile an Skyr ist seine Vielseitigkeit. Du kannst ihn sowohl für süße als auch für salzige Gerichte verwenden. Ich habe dir bereits viele Rezepte vorgestellt, die du auch nach Belieben abwandeln kannst. Der Klassiker besteht darin, Skyr mit Heidelbeeren und ein paar Nüssen oder ein wenig Müsli als Frühstück zu genießen. So hast du einen wunderbaren Start in den Tag und versorgst deinen Körper direkt nach dem Aufwachen mit Proteinen und Vitaminen sowie anderen wichtigen Nährstoffen. Auch als Zwischensnack eignet sich Skyr sehr gut. Die Varianten aus dem Supermarkt, die bereits einen Geschmack haben, kannst du einfach so löffeln. Anderenfalls zauberst du dir daheim einen süßen oder salzigen Snack, den du dann mit in die Schule, die Uni oder zur Arbeit nimmst. Schon bald werden deine Kollegen dich bitten, einmal probieren zu dürfen!

Aber auch für salzige Gerichte wie das Mittag- oder Abendessen kannst du Skyr sehr gut einsetzen. Beispielsweise ersetzt er Joghurt in der Salatsoße, in Dips und in weiteren Soßen. Der säuerlich-frische Geschmack von Skyr passt auch sehr gut zu Fisch und Meeresfrüchten. Die Skandinavier essen die verschiedenen Skyr-Varianten alle sehr gern mit Lachs oder mit Garnelen auf einem deftigen Roggenbrot. Du kannst auch eine Skyr-Creme mit Kräutern, Gewürzen und Gemüse wie Tomaten oder Paprika herstellen, die dir für ein paar Tage als Brotaufstrich dient. Darüber hinaus findest du in diesem Buch ein ganzes Kapitel über köstliche Desserts mit Skyr. Der isländische Frischkäse gibt einen frischen Geschmack und sorgt dafür, dass die Nachspeise nicht zu trocken wird. Zugleich ist er sehr gesund. Selbstverständlich habe ich die Rezepte so für dich angepasst, dass sie ohne Zucker und andere Zutaten, die deinen gesunden Ernährungsstil ruinieren würden, funktionieren!

Hilft Skyr beim Abnehmen?

Skyr ist keine Garantie dafür, dass du abnimmst. Aber als Teil einer gesunden Ernährung ist der isländische Frischkäse sehr wertvoll. Er reguliert nämlich den Blutzucker und sorgt dafür, dass du dich länger satt fühlst. Daher ist ein Frühstück mit Skyr besonders zu empfehlen. Es stärkt dich für den Alltag und vermeidet eventuelle Heißhungerattacken. Auch für Snacks lässt sich Skyr gut verwenden und hilft dir über die nächsten Stunden hinweg. Indem du mit Skyr kochst oder ihn selbst herstellst, nimmst du dir mehr Zeit für deine Ernährung. Das hilft gegen Stress und tut damit nicht nur dem Körper, sondern auch dem Geist sehr gut.

Allerdings ist Skyr nur ein Bestandteil von vielen, wenn es um gesunde Ernährung geht. Er stellt sozusagen ein Basis-Lebensmittel für eine eiweißreiche und fett- sowie kalorienarme Ernährung dar, die sich an den nordischen Ländern orientiert. Für alle, die keiner Diät folgen möchten, sondern einfach gesünder leben wollen, ist Skyr damit essenziell. Auch Vegetarier erhalten viele der für sie besonders wichtigen Nährstoffe wie Kalzium vom isländischen Milchprodukt. Zusätzlich solltest du aber auch auf viele Proteine und weitere Eiweißspender wie Hülsenfrüchte setzen. Außerdem ist es wichtig, viel Wasser zu trinken. Tees und verdünnte

Fruchtsäfte sind ebenfalls empfehlenswert – und die abgekühlten Teebeutel kannst du dir für ein paar Minuten Auszeit einfach auf die geschlossenen Augen legen! Das regt die Durchblutung an, beugt Falten vor und erfrischt unheimlich.

Natürlich solltest du dich auch ausreichend bewegen. Denn um abzunehmen oder das Idealgewicht zu halten, musst du mindestens so viele Kalorien verbrennen, wie du zu dir nimmst. Bei Erwachsenen sind das pro Tag bis zu 2000 Kalorien. Es ist nicht empfehlenswert, diese beim Essen zu zählen. So rutschst du leicht in eine negative Denkweise ab und fühlst dich schuldig, wenn du etwas Leckeres naschst. Aber es ist sinnvoll, ein ungefähres Gefühl dafür zu entwickeln, wie viele Kalorien du verbrennst. So siehst du, ob du bereits ausreichend Sport betreibst oder ob du vielleicht ein neues Hobby beginnen solltest, um deinen Konsum in etwa zu verbrauchen. Zum Abnehmen solltest du mehr Kalorien verbrennen, als du durchschnittlich zu dir nimmst. Inzwischen haben zum Beispiel viele Smartphones eine Fitness-Tracker-Funktion. Diese zeigt dir, wie viele Schritte du bereits pro Tag gelaufen bist (10.000 sind zu empfehlen) und wie viele Kalorien du durch andere Aktivitäten verbrennst. Alternativ kannst du in eine Fitnessuhr investieren.

Besonders leicht fällt die gesunde Ernährung, sei es aus Interesse oder um abzunehmen, wenn die ganze Familie mitmacht. Du solltest ein paar der hier vorgestellten Rezepte ausprobieren, um deine Familienmitglieder ebenfalls von Skyr zu überzeugen. Das Gleiche gilt auch für andere gesunde Gerichte. Noch besser ist es, wenn ihr gemeinsam kocht und neue Rezepte entwickelt oder mit vorhandenen Rezepten experimentiert. Das macht Spaß und ermöglicht es euch, eine schöne Zeit miteinander zu verbringen. Außerdem kannst du so schon früh ein Interesse an Kochen und an gesunder Ernährung bei deinen Kindern unterstützen. Säuglinge sollten noch keinen Skyr zu sich nehmen, aber sobald die Kinder feste Nahrung und verschiedene Geschmäcker ausprobieren, kannst du ihnen auch Gerichte mit Skyr anbieten. Den puren Skyr sollte jeder zunächst in einer kleineren Portion ausprobieren.

Ist Skyr auch für Vegetarier und Veganer geeignet?

Grundsätzlich ist Skyr für Vegetarier gut geeignet, aber du solltest beim Einkaufen ein wenig aufpassen. Denn traditionellerweise wird das Produkt mit Lab aus dem Magen von Kälbern oder anderen Säugetieren hergestellt. Es handelt sich um ein Enzym, das nötig ist, um Milch zu verdauen. In der

Produktion von Skyr und anderen Käsesorten sorgt Lab für die Gerinnung. Allerdings kommt Lab stets aus dem Magen von toten Tieren, weshalb es strenggenommen nicht vegetarisch ist. Viele Vegetarier entscheiden sich dafür, Käse zu essen, ohne jedes Mal darauf zu achten, ob Lab enthalten ist. Wenn das auf dich zutrifft, kannst du Skyr bedenkenlos essen. Solltest du allerdings Wert darauf legen, nur Produkte ohne Lab zu konsumieren, ist es sinnvoll, vor dem Kauf zu recherchieren. Denn manche Marken stellen Skyr nach wie vor auf die traditionelle Art mit Lab her, während andere auf Milchsäurebakterien setzen. Wenn Lab enthalten ist, muss das auf der Verpackung auch so gekennzeichnet sein.

Veganer Skyr ist ein etwas komplizierteres Thema. Es ist aber möglich, mithilfe von Kokosnuss einen veganen Joghurt oder mit Cashewnüssen eine Art Magerquark selbst herzustellen. Beide Produkte haben allerdings nicht mehr die gleichen Eigenschaften wie der ursprüngliche Skyr, obwohl sie ebenfalls gut schmecken. Im Supermarkt wirst du keinen veganen Skyr finden, da dieser nicht industriell hergestellt wird. Besser ist es, nach einer veganen Magerquark-Variante zu suchen oder dich für einen dickflüssigen veganen Joghurt wie Soja- oder Kokos-Joghurt zu entscheiden. Viele Veganer sind sogar so empfindlich, dass sie Skyr nicht riechen mögen. Die Milchsäure Kulturen erzeugen einen leicht „muffigen" Geruch, der eindeutig an Tier erinnert.

Ist Skyr für Allergiker geeignet?
Skyr wird häufig statt mit Lab mit Milchsäurebakterien hergestellt, die den Aufbau einer gesunden Darmflora unterstützen. Das heißt, dass Skyr ähnlich wie Joghurt gut für die Verdauung ist. Er wird bei der Herstellung nicht wärmebehandelt, weshalb die Bakterien weiterleben und auch im Darm noch ihre Arbeit tun. Genau das wird empfindlichen Menschen aber manchmal zum Verhängnis. Letztendlich muss jeder selbst feststellen, ob ihm Skyr bekommt.

Wenn du eine Allergie gegen Milchproteine hast, solltest du auf den isländischen Frischkäse unbedingt verzichten. Denn die in Milch enthaltenen Proteine Casein, alpha-Laktalbumin und beta-Laktoglobulin sind auch im Skyr vorhanden. Obwohl entfettete Milch bei der Herstellung verwendet wird, ist die Konzentration der Milchproteine hoch. Bei Allergikern kann Skyr damit unschöne Nebenwirkungen wie Durchfall oder Erbrechen haben.

Genau wie Quark enthält auch Skyr etwa 5 Gramm Laktose pro 100 Gramm. Das bedeutet, dass du auch mit einer Laktoseintoleranz das Produkt genießen kannst. Das ist keine Garantie, denn es kommt immer auf den individuellen Fall und die Stärke der Intoleranz an. Aber viele laktoseintolerante Menschen berichten, dass sie Skyr in kleinen Mengen bedenkenlos genießen können. Die Milchsäurebakterien unterstützen in diesem Fall die Verdauung, statt sie anzugreifen.

Was sind die Vorteile an Skyr?

Der vielleicht größte Vorteil von Skyr besteht darin, dass er eine wahre Proteinbombe ist! Er erinnert ein wenig an Joghurt, hat aber 40% mehr Proteine und ist noch dazu so gut wie fettfrei. Mit nur etwas mehr als 60 Kalorien pro 100 Gramm handelt es sich also um ein sehr gesundes Lebensmittel. Daher verwundert es nicht, dass Skyr bei allen Liebhabern von Low Carb so beliebt ist. Aber auch Menschen, die sich einfach gesund ernähren und dabei noch ein wenig abnehmen möchten, können sich auf das isländische Produkt verlassen. Noch dazu enthält Skyr viel Kalzium, was hervorragend für die Knochen ist.

Darüber hinaus lässt Skyr sich bestens zum Kochen und Backen benutzen. Damit ersetzt du Creme, Sahne, Joghurt oder Milch, sodass auch in der Küche die nährenden Vorteile von Skyr zur Geltung kommen. Skyr hat mit seiner recht festen Konsistenz eine gute Wirkung auf fluffige Cremes und du kannst ihn jederzeit mit ein wenig Milch oder Milchersatz flüssiger machen. Auch als Snack für zwischendurch eignet sich das Frischkäseprodukt.

Der Geschmack von Skyr ist recht säuerlich und nicht jeder mag Skyr pur essen. Aber mit ein wenig Zucker oder einem Zuckerersatz deiner Wahl wie Agavensirup oder Stevia ist schnell Abhilfe geschaffen. Früchte passen besonders gut zu dem säuerlich-frischen Geschmack, aber auch Fisch ist eine gute Wahl. In diesem Buch findest du bereits über 40 Rezepte mit Skyr und du kannst dir noch viele weitere Varianten ausdenken. Die Vielseitigkeit in Kombination mit seinen gesunden Eigenschaften machen Skyr daher zu einem guten Allrounder, der zugleich als Energie-Booster dient!

Was sind die Nachteile an Skyr?

Im Vergleich zu Magerquark oder Joghurt ist Skyr etwas teurer. Hinzu kommt, dass die handelsübliche Menge nur 450 ml statt 500 ml beträgt, der

Preis aber höher ist. Daher neigen viele Kunden dazu, den Preisunterschied zu unterschätzen. Indem du Skyr selbst herstellst, kannst du diesen Nachteil umschiffen. Alternativ solltest du durchrechnen, wie viel du monatlich für Skyr ausgibst, und bei Bedarf auf eine günstigere Marke umsteigen, wie du sie inzwischen beim Discounter findest.

Manche Konsumenten sind vom natürlichen Geschmack, den Skyr hat, nicht begeistert. Er erinnert ein wenig an Joghurt oder Magerquark, ist aber noch säuerlicher. Die Konsistenz von Skyr ist nach dem Umrühren locker-cremig. Im Abgang fühlt sich das Produkt etwas trocken an, vergleichbar mit Magerquark. Es ist daher nicht zu empfehlen, Skyr pur zu konsumieren – es sei denn, dir schmeckt die Strenge. Mit einem Süßungsmittel oder ein paar anderen Zutaten hingegen verliert Skyr schnell die Milchsäure-Note.

Ein weiterer Nachteil von Skyr, der dir bewusst sein sollte, ist, dass der zunehmende Konsum Auswirkungen auf die Milchwirtschaft in Island hat. Denn dort gibt es nur etwa 25.000 Milchkühe (in Deutschland sind es zum Beispiel 4 Millionen), die bereits an der Grenze ihrer Produktionsfähigkeit sind. Dementsprechend kann Island nicht noch mehr Skyr produzieren. Schnell haben deutsche und britische sowie dänische Konzerne daher damit begonnen, das Produkt unter dem gleichen Namen in ihrem Land zu produzieren. Das bedeutet, dass die dänische Marke Arla vor allem in Deutschland ihren Skyr produzieren lässt und diesen dann unter anderem in Großbritannien verkauft. Noch ist der Skyr der isländischen Molkerei-Firma MS sehr beliebt, aber es ist wichtig, darauf zu achten, dass die Produktion in anderen Ländern nicht überhandnimmt. Tatsächlich sollten Fans von Skyr also darauf hoffen, dass das Produkt nicht in noch mehr Ländern angeboten wird.

Was passiert, wenn man zu viel Skyr konsumiert?

Solange du keine Laktoseintoleranz oder Allergie gegen Milchproteine hast, kannst du ohne Bedenken auch viel Skyr auf einmal zu dir nehmen. Denn der isländische Frischkäse ist sehr gut für die Verdauung und hat weitere gesundheitliche Vorteile wie etwa seinen recht hohen Kalzium-Anteil. Natürlich solltest du es aber nicht übertreiben. Es reicht völlig aus, wenn du einmal pro Tag Skyr in purer oder verarbeiteter Form konsumierst. Denke dran, dass er zwar viel Eiweiß enthält, aber kaum andere Nährstoffe. Wenn man Obst oder Vollkornbrot dazu kombiniert, ist es auch möglich, mehrmals am Tag Skyr zu sich zu nehmen.

Beobachte deinen Körper gut. Gerade, wenn bei dir zuhause ein richtiger Skyr-Trend ausbricht und du für eine Weile täglich Skyr konsumierst, solltest du auf deine Verdauung achten. Wenn diese gleich bleibt oder sogar besser wird, ist der Skyr unbedenklich. Falls du aber Durchfall Probleme bekommst, solltest du deinen Skyr-Konsum wieder zurückschrauben. Eventuell hast du auch eine leichte Intoleranz oder Allergie, die dir vorher nicht bewusst war. Im Zweifelsfall solltest du natürlich zum Arzt gehen. Normalerweise hat Skyr aber keine Nebenwirkungen. Du solltest eher bedenken, dass der isländische Frischkäse nicht ganz günstig ist und du nach einer Weile sicherlich auch Lust auf andere Lebensmittel hast. Meine Empfehlung lautet daher: Beschränke dich auf ein bis zwei Becher Skyr à 500 ml pro Woche!

Welche Produkte sind mit Skyr vergleichbar?

Wenn du in dem Land, in dem du lebst, keinen Zugriff auf Skyr hast, gibt es verschiedene Optionen. Du kannst zum Beispiel dem Rezept aus dem vorigen Kapitel folgen, um den isländischen Frischkäse selbst herzustellen. Allerdings ist es nicht immer ganz einfach, die nötigen Zutaten zu bekommen, und vielleicht weißt du auch nicht, wo du Milchsäurebakterien oder Lab Tabletten bekommen kannst. Dann könntest du auf griechischen Joghurt umsteigen. Dieser enthält zwar etwas mehr Fett, ist aber zugleich wie Skyr ein wunderbarer Eiweiß-Lieferant. Bevor Skyr auf die Bildfläche getreten ist, haben die Fans von Low Carb und gesunder Ernährung im Allgemeinen auf diesen festen Joghurt gesetzt.

Auch Magerquark ist eine Alternative zu Skyr. Er hat zwar keinen so guten Ruf und schmeckt pur zugegebenermaßen nicht besonders lecker, lässt sich aber sehr gut kombinieren. Alternativ solltest du andere gesunde Gerichte kochen, die zum Beispiel viele Hülsenfrüchte enthalten. Auch diese enthalten wertvolles Eiweiß und sättigen, ohne deinem Körper zu viele Kohlenhydrate oder zu viel Fett zuzuführen. Wie bereits im zweiten Kapitel betont, ist es für eine gesunde Ernährung (ob mit oder ohne Skyr) unerlässlich, dass du dich viel bewegst. Denn ansonsten nimmst du unweigerlich mehr Kalorien zu dir, als du verbrennen kannst. So nimmst du zu und riskierst Krankheiten. Schon mit einem leichten Sport wie Yoga oder Pilates tust du deinem Körper etwas Gutes, bringt den Kreislauf in Schwung und verbrennst dein Essen.

Was ist der Unterschied zwischen griechischem Joghurt und Skyr?

Strenggenommen ist Skyr dem in Deutschland erhältlichen Magerquark in der Herstellung und von den Zutaten her am ähnlichsten. Dennoch vergleichen ihn viele Ernährungsexperten aufgrund seiner Nährstoffeigenschaften und seiner Konsistenz mit griechischem Joghurt. Beide Produkte sind eher fest in der Konsistenz und haben einen hohen Anteil an Eiweiß. Damit eignen sie sich wunderbar für eine Low Carb Diät oder eine bewusste, nordische Ernährung. Allerdings enthält griechischer Joghurt mehr Fett. Das ist zunächst einmal nichts Schlechtes, denn auch, wenn du abnehmen möchtest, solltest du vor Fett keine Angst haben. Du kannst zum Beispiel auch abwechselnd Skyr und griechischen Joghurt zu dir nehmen. Der Unterschied besteht neben dem Fettanteil auch in der Herstellung. Denn griechischer Joghurt ist das Endprodukt einer langen Reihe an Experimenten im griechischen Raum. Skyr hingegen hat sich eher mit der Zeit in Island entwickelt und wurde sozusagen „aus Versehen" von den Wikingern mit in das Land gebracht. Daher könnte man behaupten, dass es sich um ein eher rohes Produkt handelt, auch weil Skyr sich seit unzähligen Jahrhunderten so gut wie gar nicht verändert hat.

Zuletzt möchte ich noch einmal betonen, dass zu einer gesunden Ernährung, mit der du dein Gewicht regulieren kannst, mehr gehört als nur Skyr oder ein anderes „Super-Food" zu konsumieren. Analysiere zunächst, wo dein Problem liegt, und gehe dieses dann gezielt an. Du kannst Sahne und Joghurt beim Kochen und Backen durch Skyr ersetzen, bei Heißhungerattacken einen Becher Skyr naschen, anstatt zum Schokoriegel zu greifen, und außerdem dank Skyr deinen Blutzuckerspiegel regulieren und den Muskelaufbau fördern. Darüber hinaus solltest du auf eine ausgewogene Ernährung achten und Sport treiben sowie Stress vermeiden. Ich glaube an dich!

Köstliche Skyr Rezepte zum Abnehmen

Mit dem isländischen Milchprodukt einfach, gesund und genussvoll zur Traumfigur. Inkl. Punkten und Nährwertangaben

Inhaltsverzeichnis

Frühstück

Skyr-Früchte-Pancakes

2 Portionen

Nährwerte pro Portion: 196 kcal, 17 g KH, 23 g EW, 4 g FE.
Punkte pro Portion: 5

Zutaten:

- 250 g Magerquark, 0,5%
- 150 g Naturjoghurt, 1,8%
- 100 g gefrorene Früchte, hier: Himbeeren
- 1 EL aufgequollene Chia Samen
- 1 TL Agaven-Dicksaft
- 1 TL Zimt
- 50 g Milch (fettarm), 1,5%

Zubereitung:

1. Die Chia Samen in der Milch ca. 1 Stunde quellen lassen.
2. Die leicht angetauten Früchte in den Mixtopf geben und für 15 Sekunden / Stufe 5 mixen und umfüllen.
3. Quark, Joghurt, gequollene Chia, Agaven-Dicksaft und Zimt in den Mixtopf geben.
4. Mit dem Schmetterling 30 Sekunden / Stufe 4 aufrühren.
5. Quark auf einen Teller geben und die Früchte dazu geben.
6. Mit etwas Zimt überstreuen und servieren.

Overnight Oats

2 Portionen

Nährwerte pro Portion: 295 kcal, 14 g KH, 11 g EW, 21 g FE.
Punkte pro Portion: 3

Zutaten:

- 5 EL Skyr
- 2 EL Haferflocken
- 2 TL Amarant, gepufft
- 1 TL Leinsamen
- Kokosmilch, nach Bedarf
- Nach Belieben: Himbeeren, Mandeln, Kokosflocken, oder Erdbeeren
- etwas Agavendicksaft

Zubereitung:

1. Den Skyr in eine Schüssel geben und mit Kokosmilch verrühren.
2. Die Haferflocken unterrühren und mit Agavendicksaft süßen.
3. Nun Amarant, Leinsamen und die übrigen Zutaten hinzugeben und untermengen.
4. Alles in zwei Schälchen geben und mit Deckeln verschließen.
5. Über Nacht in den Kühlschrank stellen und am nächsten Morgen genießen.

Skyr-Porridge

1 Portion

Nährwerte pro Portion: 179 kcal, 12 g KH, 14 g EW, 8 g FE.
Punkte pro Portion: 4

Zutaten:

- 100 g Skyr
- 1 EL Chiasamen
- 100 ml Milch (fettarm), 1,5 %
- 1 Aprikose, getrocknet und gehackt
- 1 TL Vanillepulver
- Obst nach Wahl
- Nüsse nach Belieben

Zubereitung:

1. Den Skyr in eine Schüssel geben und mit der Milch glattrühren.
2. Die Chiasamen, das Vanillepulver und die Aprikose untermengen.
3. Alles in eine Schale geben und mit dem Deckel verschlossen über Nacht in den Kühlschrank stellen.
4. Am nächsten Morgen das Porridge mit dem Obst und den Nüssen garnieren und genießen.

Walnuss-Porridge

2 Portionen

> **Nährwerte pro Portion:** 709 kcal, 97 g KH, 28 g EW, 21 g FE.
> **Punkte pro Portion:** 10

Zutaten:

- 100 g Haferflocken
- 150 ml Milch, (1,5 %) fettarm
- 50 g Skyr
- 100 ml Wasser
- 1 Spritzer Agavendicksaft
- 1 Prise Zimt
- Handvoll Heidelbeeren
- Handvoll Walnüsse

Zubereitung:

1. Zunächst gibst du die Haferflocken zusammen mit Wasser und Milch in einen Topf und lässt alles aufkochen und eindicken. Dabei rührst du die Masse ständig mit einem Kochlöffel, damit nichts ansetzen kann.
2. Anschließend nimmst du den Topf von der Herdplatte und lässt das Porridge noch 10 Minuten quellen.
3. Währenddessen die Heidelbeeren waschen.
4. Nun den Skyr unter das Porridge rühren und mit Zimt abschmecken.
5. Zum Schluss den Porridge auf Tellern oder in Schüsseln anrichten und mit Heidelbeeren und Walnüssen garnieren.

Skyr-Bowl mit Nüssen und Mandeln

2 Portionen

Nährwerte pro Portion: 423,5 kcal, 45 g KH, 33 g EW, 11 g FE.
Punkte pro Portion: 6

Zutaten:

* 500 g Skyr
* 100 g Brombeeren
* 100 g Himbeeren
* 1 Banane, gefroren
* 2 EL Honig
* 20 g Nüsse
* 15 g Mandeln

Zubereitung:

1. Als erstes werden die Him- und Brombeeren gewaschen und zusammen mit dem Skyr und den Bananen sowie dem Honig in den Mixer gegeben. Alles gut pürieren und in eine Schüssel füllen.
2. Die Bowl mit Mandeln und Nüssen garnieren und genießen.

Apfel-Haferflocken-Kuchen

1 Portion

> **Nährwerte pro Portion:** 403 kcal, 64 g KH, 23 g EW, 6 g FE.
> **Punkte pro Portion:** 7

Zutaten:

+ 1 Apfel
+ 125 g Skyr
+ 6 EL Haferflocken
+ 1 TL Backpulver
+ 1 TL Erdnussmus
+ etwas Wasser

Zubereitung:

1. Zunächst den Backofen auf 180° C vorheizen und ein Backblech mit Backpapier auslegen.
2. 5 EL Haferflocken zusammen mit dem Backpulver und dem Skyr vermengen. Nach und nach etwas Wasser hinzugeben, bis ein homogener, zähflüssiger Teig entsteht.
3. Diesen Teig auf dem Backblech verteilen.
4. Den Apfel waschen, schälen und in dünne Scheiben schneiden. Diese Scheiben auf dem Kuchen verteilen.
5. Das Backblech für 20 Minuten in den Backofen stellen.
6. Währenddessen die restlichen Haferflocken mit dem Erdnussmus verkneten und hieraus kleine Streusel formen.
7. Die Streusel nach der Backzeit von 20 Minuten auf dem Kuchen verteilen und das Ganze für weitere 10 Minuten fertig backen.

Pancakes

12 Portionen

Nährwerte pro Portion: 72 kcal, 11 g KH, 3 g EW, 2 g FE.
Punkte pro Portion: 2

Zutaten:

* 100 g Skyr Vanille
* 100 ml Milch (fettarm), 1,5 %
* 150 g Dinkelmehl
* 2 EL Agavendicksaft
* 2 Eier
* 1 TL Backpulver
* 1 EL Öl

Zubereitung:

1. Zunächst die Eier trennen. Das Eigelb zusammen mit dem Skyr und der Milch in eine Schüssel geben und schaumig schlagen. Mehl und Backpulver hineingeben und untermengen.
2. Das Eiweiß in ein hohes Rührgefäß geben und zusammen mit dem Agavendicksaft steif schlagen.
3. Den Eischnee vorsichtig unter den Teig heben.
4. Öl in einer Pfanne erhitzen und den Teig Esslöffelweise in die Panne geben.
5. Die Pancakes von beiden Seiten goldbraun ausbacken.
6. Die Pancakes pur genießen oder nach Belieben toppen.

Bananenwaffeln

8 Portionen

Nährwerte pro Portion: 106 kcal, 16 g KH, 6 g EW, 2 g FE.
Punkte pro Portion: 1

Zutaten:

+ 200 g Skyr
+ 4 Eier
+ 100 g Weizenmehl
+ 2 Bananen
+ 1 TL Backpulver

Zubereitung:

1. Die Banane schälen, kleinschneiden und in einem Mixer pürieren.
2. Anschließend das Bananenpüree mit den Eiern in eine Schüssel geben und schaumig schlagen.
3. Mehl, Backpulver und Skyr hinzugeben und zu einem homogenen Teig verkneten.
4. Ein Waffeleisen aufheizen. Jeweils 2 EL Teig in auf das Eisen geben und ausbacken. Mit dem restlichen Teig ebenso verfahren.

Frühstückmüsli

1 Portion

Nährwerte pro Portion: 582 kcal, 72 g KH, 42 g EW, 15 g FE.
Punkte pro Portion: 10

Zutaten:

◆   300 g Skyr
◆   3 EL Granola
◆   2 EL Agavendicksaft
◆   eine Handvoll Obst nach Wahl

Zubereitung:

1.   Das Obst waschen und nach Bedarf in Stücke schneiden.
2.   Den Skyr mit dem Agavendicksaft süßen. Mit dem Granola und den Früchten garnieren und genießen.

Skyr-Mandel-Porridge

1 Portion

Nährwerte pro Portion: 623 kcal, 84 g KH, 23 g EW, 18 g FE.
Punkte pro Portion: 15

Zutaten:

- 1 EL Skyr
- 120 g Haferflocken, zart
- 120 ml Mandelmilch
- 1 EL Leinsamen, geschrotet
- 240 ml Wasser
- eine Prise Zimt
- eine Handvoll Obst nach Wahl

Zubereitung:

1. Wasser und Mandelmilch in einen Topf geben und erhitzen.
   Haferflocken und Leinsamen hinzugeben und bei niedriger
   Wärmezufuhr köcheln lassen, bis ein Brei entsteht. Mit Zimt
   abschmecken.
2. Den Skyr unter das Porridge rühren. Das Obst waschen, kleinschneiden
   und damit das Porridge garnieren.

Smoothies

Heidelbeer-Skyr-Smoothie

2 Portionen

Nährwerte pro Portion: 185 kcal, 31 g KH, 12 g EW, 1 g FE.
Punkte pro Portion: 4

Zutaten:

* 200 g Heidelbeeren, TK
* 200 g Skyr
* 1 Banane
* 150 ml Wasser
* 2 EL Vanillezucker

Zubereitung:

1. Die Banane schälen und in Stücke schneiden.
2. Banane zusammen mit Heidelbeeren, Vanillezucker und Skyr in den Mixer geben, mit Wasser auffüllen und pürieren.
3. Die Smoothies in Gläser füllen und genießen.

Haferflocken-Smoothie

1 Portion

Nährwerte pro Portion: 168 kcal, 21 g KH, 12 g EW, 6 g FE.
Punkte pro Portion: 5

Zutaten:

- 100 g Skyr
- 150 ml Milch (fettarm), 1,5 %
- 2 EL Haferflocken
- 100 g Erdbeeren, gefroren

Zubereitung:

1. Den Skyr zusammen mit der Milch, den Haferflocken und den Erdbeeren in einen Mixer geben und pürieren.
2. Den Smoothie in ein Glas füllen und genießen.

Eiskaffee

1 Portion

Nährwerte pro Portion: 197 kcal, 8 g KH, 35 g EW, 2 g FE.
Punkte pro Portion: 4

Zutaten:

*   100 g Skyr (Himbeere)
*   250 ml Kaffee, kalt
*   30 ml Milch (fettarm), 1,5 %
*   30 g Proteinpulver

Zubereitung:

1. Den Skyr in eine Schüssel geben und mit der Milch glattrühren. Das Proteinpulver untermengen und alles für 3 Stunden ins Gefrierfach geben.
2. Den Kaffee in ein Glas geben und das Eis aus dem Gefrierfach hineingeben.
3. Den Eiskaffee kann man nach Belieben noch mit Sprühsahne garnieren, bevor man ihn genießt.

Blattspinat-Himbeer-Shake

1 Portion

Nährwerte pro Portion: 219 kcal, 16 g KH, 35 g EW, 1 g FE.
Punkte pro Portion: 0

Zutaten:

* 300 g Skyr
* 50 g Blattspinat, TK
* 50 g Himbeeren, TK

Zubereitung:

1. 75 g Skyr zusammen mit den Himbeeren in den Mixer geben und pürieren.
2. Weitere 75 g Skyr mit dem Blattspinat in den Mixer geben und ebenfalls pürieren.
3. Zum Schluss den Skyr abwechselnd mit Himbeer- und Blattspinatmix in ein Glas schichten und genießen.

Blaubeer-Bananen-Shake

1 Portion

Nährwerte pro Portion: 394 kcal, 42 g KH, 36 g EW, 9 g FE.
Punkte pro Portion: 2

Zutaten:

* 100 g Blaubeeren
* ½ Banane
* 300 g Skyr
* 2 TL Kokosraspeln
* 3 Eiswürfel

Zubereitung:

1. Die Banane schälen und in Scheiben schneiden. Die Blaubeeren waschen.
2. Nun die Bananenscheiben zusammen mit den Blaubeeren, dem Skyr, 1 TL Kokosraspeln und den Eiswürfeln in einen Mixer geben und pürieren.
3. Den Shake in ein Glas füllen, mit den restlichen Kokosraspeln bestreuen und genießen.

Apfel-Sellerie-Smoothie

2 Portionen

Nährwerte pro Portion: 258 kcal, 35 g KH, 28 g EW, 1 g FE.
Punkte pro Portion: 2

Zutaten:

*   500 g Skyr
*   2 Äpfel, grün
*   100 ml Sprudelwasser
*   2 Stangen Staudensellerie
*   1 EL Honig
*   1 TL Zimt

Zubereitung:

1. Den Sellerie waschen und kleinschneiden. Die Äpfel schälen, entkernen und ebenfalls kleinschneiden.
2. Sellerie zusammen mit Äpfeln Skyr, Sprudelwasser, Honig und Zimt in einen Mixer geben und pürieren.
3. Den Smoothie in Gläser füllen und genießen.

Skyr Mojito

2 Portionen

Nährwerte pro Portion: 260 kcal, 55 g KH, 22 g EW, 1 g FE.
Punkte pro Portion: 3

Zutaten:

* 450 g Skyr Vanille
* 2 Limetten
* 400 g Ananas, geschält
* 2 EL Erythrit
* 8 Minzblätter
* 10 Eiswürfel

Zubereitung:

1. Die Ananas in Stücke schneiden. Die Limetten halbieren und auspressen. Die Minze waschen und kleinschneiden.
2. Alles zusammen mit Skyr, Erythrit und Eiswürfeln in den Mixer geben und pürieren.
3. Den Mojito in Gläsern anrichten und genießen.

Dips

Paprika-Gurken-Skyrfrischkäse mit Minze

2 Portionen

Nährwerte pro Portion: 110 kcal, 10 g KH, 19 g EW, 1 g FE.
Punkte pro Portion: 0

Zutaten:

* 300 g Skyr
* ½ Paprika
* ½ Gurke
* Pfeffer und Meersalz
* 5 Blätter Minze

Zubereitung:

1. Den Skyr in ein feines Sieb geben und mehrere Stunden entwässern. Der Skyr wird dabei immer fester. Zum Schluss ist die Konsistenz wie ein Frischkäse.
2. Die Paprika waschen, entkernen und in Würfel schneiden. Die Gurke waschen, halbieren, die Kerne mit einem Teelöffel herauslösen und ebenfalls würfeln. Die Minzblätter waschen und hacken.
3. Den Skyr-Frischkäse mit den restlichen Zutaten vermengen und mit den Gewürzen abschmecken.

Tsatsiki

6 Portionen

Nährwerte pro Portion: 125 kcal, 9 g KH, 19 g EW, 1 g FE.
Punkte pro Portion: 0

Zutaten:

* 1 kg Skyr
* 2 Knoblauchzehen
* 1 EL hellen Balsamico
* 1 TL Olivenöl
* 1 TL Kräutersalz
* 1 TL Erythrit
* 1 Salatgurke
* Pfeffer

Zubereitung:

1. Die Gurke schälen, halbieren und die Kerne mit einem Teelöffel herauslösen. Anschließend fein reiben und in ein Sieb geben. Etwas salzen und entwässern lassen. Je weniger Wasser noch in der Gurke ist, umso besser.
2. Den Knoblauch schälen und pressen.
3. Skyr zusammen mit Essig, Öl, Erythrit, Salz und Pfeffer vermischen und die entwässerte Gurke einrühren. Zum Schluss nochmal mit Salz und Pfeffer abschmecken.

Schoko-Skyr-Aufstrich

12 Portionen

Nährwerte pro Portion: 19 kcal, 4 g KH, 2 g EW, 0 g FE.
Punkte pro Portion: 0

Zutaten:

- 150 g Skyr
- 5 EL Xucker (Hot Chocolate)
- 1 EL Milch (fettarm), 1,5 %

Zubereitung:

1. Skyr zusammen mit Xucker und Milch in eine Schüssel geben und vermengen.
2. Schmeckt lecker auf warmem Brot. Im Kühlschrank hält sich der Aufstrich so lange, wie der Skyr haltbar ist.

Kresse-Dip

4 Portionen

Nährwerte pro Portion: 67 kcal, 5 g KH, 7 g EW, 2 g FE.
Punkte pro Portion: 1

Zutaten:

- 250 g Skyr (fettarm), 0,2 %
- 1 EL Petersilie, gehackt
- 1 TL Zitronensaft
- ½ Beet Kresse
- 2 TL Apfelessig
- 1 Msp. Knoblauchpulver
- 2 TL Ahornsirup
- 2 TL Leinöl
- 1 TL Dijon-Senf
- Salz und Pfeffer

Zubereitung:

1. Die Kresse abschneiden und zusammen mit Skyr, Petersilie, Zitronensaft, Apfelessig, Knoblauchpulver, Ahornsirup, Leinöl, Senf, Salz und Pfeffer in einen Mixer geben und pürieren.
2. Anschließend noch etwas abschmecken und z.B. zum Grillen servieren.

Tomaten-Knoblauch-Dip

4 Portionen

Nährwerte pro Portion: 113 kcal, 10 g KH, 16 g EW, 3 g FE.
Punkte pro Portion: 0

Zutaten:

* 500 g Skyr
* 3 Knoblauchzehen
* 4 getrocknete Tomaten
* Kräuter nach Wahl, gehackt
* 1 TL Milch (fettarm), 1,5 %
* Salz und Pfeffer

Zubereitung:

1. Die Tomaten kleinschneiden. Den Knoblauch schälen und fein hacken.
2. Anschließend den Skyr zusammen mit der Milch verrühren. Die Tomaten, den Knoblauch und die Kräuter hinzugeben und vermengen. Mit Salz und Pfeffer abschmecken.

Kräuterremoulade

1 Portion

Nährwerte pro Portion: 290 kcal, 28 g KH, 26 g EW, 6 g FE.
Punkte pro Portion: 2

Zutaten:

- 200 g Skyr
- 100 g Gewürzgurken
- 1 TL Knoblauchpulver
- 50 g Miracel Wip (So Leicht)
- 1 TL Petersilie, getrocknet
- 1 TL Schnittlauch, getrocknet
- 1 EL Tomatenmark
- 1 EL Senf
- 1 EL Zitronensaft
- Salz und Pfeffer

Zubereitung:

1. Die Gewürzgurken kleinschneiden und zusammen mit Skyr, Mayonnaise, Petersilie, Schnittlauch, Knoblauchpulver, Tomatenmark, Senf und Zitronensaft in einen Mixer geben und pürieren. Mit Salz und Pfeffer abschmecken und servieren.

Lachs-Aufstrich

4 Portionen

Nährwerte pro Portion: 224 kcal, 5 g KH, 25 g EW, 12 g FE.
Punkte pro Portion: 0

Zutaten:

- 350 g Skyr
- 250 g Stremellachs
- 1 Bund Dill
- 1 TL Kapern
- eine Prise Zucker
- Salz und Pfeffer
- 2 Schalotten

Zubereitung:

1. Den Lachs häuten und mit einer Gabel kleinzupfen.
2. Den Dill waschen und fein hacken. Die Zwiebeln schälen, halbieren und würfeln. Die Kapern kleinschneiden.
3. Skyr zusammen mit Kapern, Dill, Zwiebeln und Lachs vermengen und mit Salz, Pfeffer und Zucker abschmecken.

Paprika-Möhren-Aufstrich

1 Portion

Nährwerte pro Portion: 243 kcal, 27 g KH, 32 g EW, 1 g FE.
Punkte pro Portion: 0

Zutaten:

*   250 g Skyr
*   ½ Karotte
*   ½ Paprikaschote
*   2 EL Tomatenmark
*   1 Prise Erythrit
*   Chilipulver
*   Salz und Pfeffer
*   4 EL Schnittlauch

Zubereitung:

1. Zunächst die Karotte schälen und würfeln. Die Paprika waschen, entkernen und ebenfalls in Würfel schneiden.
2. Skyr mit Tomatenmark und Schnittlauch vermengen. Paprika- und Karottenwürfel untermengen und den Aufstrich mit Erythrit, Chilipulver, Salz und Pfeffer abschmecken.

Paprika-Creme mit Garnelen

2 Portionen

Nährwerte pro Portion: 332 kcal, 14 g KH, 21 g EW, 22 g FE.
Punkte pro Portion: 9

Zutaten:

* 200 g Skyr
* 1 EL Tomatenmark
* ¼ Paprikaschote
* 1 EL Öl
* einen Spritzer Zitronensaft
* eine Prise Erythrit
* Chilipulver
* Salz und Pfeffer
* etwas Petersilie
* 3 Garnelen
* 3 EL Mayonnaise

Zubereitung:

1. Die Paprika waschen, entkernen und würfeln.
2. Skyr mit Tomatenmark und Mayonnaise vermengen. Mit Erythrit, Zitronensaft, Chilipulver, Salz und Pfeffer abschmecken.
3. Öl in einer Pfanne erhitzen und die Garnelen darin anbraten.
4. Die Garnelen zusammen mit der Paprika-Crème anrichten und mit der Petersilie garnieren.

Salate

Nudelsalat mit Tsatsiki

4 Portionen

Nährwerte pro Portion: 275 kcal, 50 g KH, 15 g EW, 2 g FE.
Punkte pro Portion: 7

Zutaten:

- 250 g Nudeln
- 1 Salatgurke
- 100 g Joghurt (fettarm), 1,8 %
- 4 Knoblauchzehen
- Salz
- 200 g Skyr

Zubereitung:

1. Die Nudeln nach Packungsanweisung zubereiten. Anschließend abkühlen lassen.
2. Währenddessen die Gurke waschen und halbieren. Eine Hälfte der Gurke schälen und raspeln. In ein Sieb geben und über der Spüle abtropfen lassen.
3. Den Skyr zusammen mit dem Joghurt vermischen. Den Knoblauch schälen und fein hacken. Zum Skyr geben und untermengen. Mit Salz abschmecken.
4. Die zweite Gurkenhälfte würfeln und zu den Nudeln geben. Mit dem Tsatsiki vermengen und servieren.

Karottensalat

2 Portionen

Nährwerte pro Portion: 175 kcal, 17 g KH, 8 g EW, 9 g FE.
Punkte pro Portion: 2

Zutaten:

- 300 g Karotten
- 75 g Skyr
- 200 ml Gemüsebrühe
- 2 EL Essig
- 1 EL Öl
- 2 EL Kräuter
- 1 Prise Erythrit
- Salz und Pfeffer

Zubereitung:

1. Die Gemüsebrühe erwärmen. Die Möhren schälen, raspeln und in der Gemüsebrühe köcheln lassen.
2. Anschließend die Karotten aus der Gemüsebrühe nehmen und abkühlen lassen.
3. Skyr zusammen mit Essig, Öl und Kräutern vermengen, mit Erythrit, Salz und Pfeffer abschmecken und verrühren.
4. Die Karotten mit dem Dressing vermengen und servieren.

Gurkensalat

2 Portionen

Nährwerte pro Portion: 62 kcal, 4 g KH, 3 g EW, 5 g FE.
Punkte pro Portion: 4

Zutaten:

- 1 Salatgurke
- 2 EL Skyr
- 2 EL Milch (fettarm), 1,5 %
- 1 EL Walnussöl
- 2 EL Estragonessig
- 1 EL Dill
- eine Prise Erythrit
- Salz und Pfeffer

Zubereitung:

1. Die Gurke waschen und in Scheiben hobeln.
2. Skyr, Milch, Öl und Essig zu einem Dressing verrühren und mit Dill, Salz, Pfeffer und Erythrit abschmecken.
3. Das Dressing über die Gurkenscheiben geben und kurz einziehen lassen.

Paprika-Gurkensalat

2 Portionen

Nährwerte pro Portion: 38 kcal, 6 g KH, 3 g EW, 1 g FE.
Punkte pro Portion: 0

Zutaten:

* 1 Paprikaschote
* ½ Salatgurke
* 2 EL Skyr
* 2 EL Milch (fettarm), 1,5 %
* 1 TL Senf
* 2 EL Essig
* Süßstoff
* Salz und Pfeffer

Zubereitung:

1. Die Paprika waschen, entkernen und in Streifen schneiden. Die Gurke waschen und würfeln.
2. Skyr, Milch, Essig und Senf zu einem Dressing verrühren und mit Salz, Pfeffer und Süßstoff abschmecken.
3. Das Dressing über Paprika und Gurke geben und kurz einziehen lassen.

Zucchinisalat

2 Portionen

Nährwerte pro Portion: 92 kcal, 10 g KH, 13 g EW, 1 g FE.
Punkte pro Portion: 0

Zutaten:

* 300 g Zucchini
* 150 g Skyr
* 1 EL Senf
* 2 EL Essig
* 1 EL Petersilie, gehackt
* Salz und Pfeffer

Zubereitung:

1. Die Zucchini waschen, die Enden entfernen und fein raspeln.
2. Skyr, Essig, Petersilie und Senf zu einem Dressing verrühren und mit Salz und Pfeffer abschmecken.
3. Das Dressing über die Zucchini geben und kurz einziehen lassen.

Zucchini-Carpaccio mit Skyr-Dressing

2 Portionen

Nährwerte pro Portion: 170 kcal, 10 g KH, 7 g EW, 11 g FE.
Punkte pro Portion: 2

Zutaten:

- 1 Zucchini
- 1 Zwiebel
- 75 g Skyr
- 2 EL Öl
- 2 EL Essig
- 2 EL Schnittlauch, frisch, gehackt
- 1 Prise Zucker
- Salz und Pfeffer

Zubereitung:

1. Zuerst wäschst du die Zucchini und schneidest sie in dünne Scheiben.
2. Anschließend wird die Zwiebel geschält und in Würfel geschnitten.
3. 1 EL Öl in einer Pfanne erhitzen und Zwiebeln und Zucchini darin anbraten.
4. Währenddessen Skyr, 1 EL Öl, Essig, Schnittlauch, Zucker, Salz und Pfeffer in einer Schüssel zu einem Dressing verrühren.
5. Die Zucchinischeiben auf einem Teller fächerartig anrichten und mit Zwiebeln und dem Dressing garnieren.

Hauptgerichte

Blumenkohl-Milchreis

1 Portion

Nährwerte pro Portion: 194 kcal, 17 g KH, 11 g EW, 11 g FE.
Punkte pro Portion: 5

Zutaten:

* 200 g Blumenkohl
* 50 g Skyr
* 50 ml Kokosmilch
* Mark einer Vanilleschote
* 1 Prise Zimt

Zubereitung:

1. Zunächst den Blumenkohl waschen, kleinschneiden und in einen Mixer geben. Diesen grob pürieren.
2. Anschließend den Blumenkohl in einen Topf geben und Milch und das Mark der Vanilleschote ebenfalls hineingeben. Bei mittlerer Wärmezufuhr so lange köcheln lassen, bis der Milchreis die gewünschte Konsistenz hat.
3. Den Milchreis vom Herd nehmen und den Skyr einrühren.
4. Auf einem Teller anrichten und mit dem Zimt bestäuben.

Obstauflauf

4 Portionen

Nährwerte pro Portion: 175 kcal, 49 g KH, 9 g EW, 2 g FE.
Punkte pro Portion: 0

Zutaten:

* 300 g Beerenobst, TK
* 250 g Skyr
* 70 g Erythrit
* 4 Äpfel
* 1 Vanilleschote
* 1 Ei

Zubereitung:

1. Zunächst die TK-Beeren auftauen lassen.
2. Den Backofen auf 180° C vorheizen.
3. Die aufgetauten Beeren mit dem Erythrit in einen Mixer geben und pürieren.
4. Die Äpfel waschen, schälen und in dünne Scheiben schneiden.
5. Nun die Vanilleschote halbieren und das Mark mit einem Messer herauslösen. Dieses zusammen mit dem Skyr und dem Ei in eine Schüssel geben und verrühren.
6. Nun Apfelscheiben und Beerenobst abwechselnd in einer Auflaufform schichten und mit der Skyr-Crème bedecken.
7. Den Auflauf für 35 Minuten in den Backofen geben und anschließend etwas abkühlen lassen, bevor er serviert wird.

Zucchini-Möhren-Waffeln

4 Portionen

Nährwerte pro Portion: 320 kcal, 56 g KH, 15 g EW, 2 g FE.
Punkte pro Portion: 6

Zutaten:

- 400 g Zucchini
- 200 g Möhren
- 175 g Skyr
- 1 Zwiebel
- 1 Knoblauchzehe
- 250 g Mehl
- 2 Eier
- Salz und Pfeffer

Zubereitung:

1. Zucchini und Möhren schälen und fein reiben. Die Zwiebel schälen, halbieren und würfeln. Den Knoblauch schälen und fein hacken.
2. Skyr, Eier und Mehl in eine Schüssel geben und zusammen mit Zucchini, Möhren, Zwiebel und Knoblauch verrühren. Mit Salz und Pfeffer abschmecken.
3. Das Waffeleisen aufheizen und jeweils 2 EL Waffelteig im heißen Eisen ausbacken.
4. Lecker schmecken die Waffeln mit Kräuterquark.

Zartweizen mit Dip

4 Portionen

Nährwerte pro Portion: 531 kcal, 85 g KH, 26 g EW, 10 g FE.
Punkte pro Portion: 9

Zutaten:

+ 250 g Zartweizen
+ 300 g Schalotten
+ 2 Knoblauchzehen
+ 500 g Mais
+ 1 grüne Peperoni
+ 1 Kästchen Kresse
+ 400 g Skyr
+ 100 ml Dickmilch (fettarm), 1,5 %
+ 1 Spritzer Zitronensaft
+ 1 Prise Paprikapulver, geräuchert
+ Salz und Pfeffer
+ 2 EL Rapsöl

Zubereitung:

1. Zunächst den Zartweizen nach Packungsanweisung kochen, abgießen und abtropfen.
2. Währenddessen die Zwiebeln schälen, halbieren und kleinschneiden. Den Knoblauch schälen und hacken. Die Peperoni waschen, halbieren, die Kerne entfernen und fein hacken.
3. Das Öl in eine Pfanne geben und erhitzen. Zwiebeln und Knoblauch darin glasig dünsten. Mais und Zartweizen hinzugeben und 5 Minuten köcheln lassen. Dabei gelegentlich umrühren. Mit Paprika, Salz und Pfeffer abschmecken.
4. Nun Skyr mit Dickmilch, Zitronensaft und der Hälfte der Kresse vermengen und mit Salz und Pfeffer würzen.
5. Die Zartweizen-Pfanne zusammen mit dem Dip auf einem Teller anrichten und mit der restlichen Kresse bestreuen.

Kaiserschmarrn

4 Portionen

Nährwerte pro Portion: 249 kcal, 35 g KH, 11 g EW, 6 g FE.
Punkte pro Portion: 8

Zutaten:

- 50 g Dinkelmehl, Typ 630
- 50 g Dinkelvollkornmehl
- 130 g Skyr
- 125 ml Mandelmilch
- 3 Eier
- 1 TL Weinstein-Backpulver

- 2 EL Haferflocken
- 45 g Kokosblütenzucker
- ¼ TL Vanillepulver
- ¼ TL Zimt
- eine Prise Salz
- 1 EL Kokosöl

Zubereitung:

1. Zunächst den Backofen auf 180° C vorheizen und ein Backblech mit Backpapier belegen.
2. Anschließend die Eier trennen und das Eiweiß mit dem Salz steif schlagen.
3. Das Eigelb zusammen mit dem Skyr, Mehl, Backpulver, Mandelmilch, Haferflocken, 30 g Zucker, Vanillepulver und Zimt in eine Schüssel geben und mit einem Rührgerät verkneten. Den Eischnee vorsichtig unterheben.
4. Öl in einer Pfanne erhitzen und den Teig hineingeben. Für 3 Minuten in der Pfanne stocken lassen.
5. Anschließend auf das Backblech geben und für 12 Minuten in den Backofen stellen.
6. Nach Ende der Backzeit das Blech aus dem Ofen nehmen und den Teigfladen mit einem Pfannenwender in kleine Stücke teilen. Mit 1 EL Zucker bestreuen und nochmals für 5 Minuten zurück in den Ofen geben und fertig backen.

Zucchini-Puffer mit Paprika-Dip

8 Portionen

Nährwerte pro Portion: 212 kcal, 12 g KH, 14 g EW, 12 g FE.
Punkte pro Portion: 7

Zutaten:

- 2 Zucchini
- 200 g Feta
- 75 g Dinkelmehl, Typ 630
- 1 Ei
- 75 g Gouda, gerieben, mittelalt
- 2 EL Pflanzenöl
- Salz und Pfeffer
- 1 Prise Muskat
- 150 g Paprika, rot

- 250 g Skyr
- 100 g griechischer Joghurt (fettarm), 0,2 %
- 1 EL Erythrit
- 1 TL Rosenpaprika
- 1 Prise Chiliflocken
- 1 EL Olivenöl
- 1 Spritzer Zitronensaft
- ½ TL Guarkernmehl

Zubereitung:

1. Die Zucchini waschen, die Enden entfernen und grob reiben. In ein Sieb geben und mit Salz und Pfeffer würzen. Für 30 Minuten entwässern lassen.
2. Währenddessen den Feta mit einer Gabel zerdrücken und zusammen mit Mehl, Ei und Muskat zu den Zucchini geben und untermischen.
3. Pflanzenöl in einer Pfanne erhitzen, esslöffelweise den Teig hineingeben und die Puffer von beiden Seiten goldgelb backen. Sollte die Puffermasse nicht zusammenhalten, etwas mehr Mehl untermengen.
4. Nun die Paprika waschen, entkernen und kleinschneiden.
5. Skyr in einen Mixer geben und zusammen mit den Paprika und den Chiliflocken pürieren.
6. Joghurt, Erythrit, Olivenöl, Guarkernmehl und Zitronensaft hinzugeben und alles gut vermischen. Mit Salz, Pfeffer und Rosenpaprika abschmecken.
7. Den Gouda über die Puffer streuen und diese zusammen mit dem Paprika-Dip anrichten und servieren.

Pellkartoffeln mit Kräuter-Skyr

4 Portionen

Nährwerte pro Portion: 161 kcal, 29 g KH, 9 g EW, 1 g FE.
Punkte pro Portion: 3

Zutaten:

- 600 g Drillinge
- 2 Knoblauchzehen
- 200 g Skyr (fettarm) 0,2 %
- 1 Beet Kresse
- 1 Bund Dill
- 1 Bund Petersilie
- Salz und Pfeffer

Zubereitung:

1. Die Kartoffeln ins Salzwasser geben und für 20 Minuten kochen.
2. Währenddessen die Kräuter waschen und fein hacken. Die Kresse schneiden. Den Knoblauch schälen und fein hacken. Alles zusammen mit dem Skyr in eine Schüssel geben und vermengen.
3. Die Kartoffeln zusammen mit dem Kräuter-Skyr anrichten und servieren.

Herzhafte Pfannkuchen

1 Portion

Nährwerte pro Portion: 601 kcal, 50 g KH, 62 g EW, 14 g FE.
Punkte pro Portion: 7

Zutaten:

* 180 g Skyr
* 45 g Mehl
* 2 Eier
* 1 TL Backpulver
* 2 TL Pizzagewürz
* ½ TL Salz
* 40 g Reibekäse (fettreduziert)
* 4 EL passierte Tomaten
* 1 Scheibe Ananas
* 6 Scheiben Hähnchenbrustaufschnitt

Zubereitung:

1. Zunächst den Backofen auf 180° C vorheizen und ein Backblech mit Backpapier belegen.
2. Anschließend Skyr zusammen mit Mehl, Backpulver, Eiern und Pizzagewürz vermengen, bis ein homogener Teig entsteht.
3. Den Teig auf dem Backblech verteilen und für 10 Minuten backen.
4. Das Blech aus dem Backofen nehmen und den Pfannkuchen mit den passierten Tomaten bestreichen. Mit Ananas und Hähnchenbrustaufschnitt belegen und mit dem Käse bestreuen.
5. Nochmals für 10 Minuten im Backofen fertig backen.

Apfel-Pfannkuchen

2 Portionen

Nährwerte pro Portion: 311 kcal, 51 g KH, 25 g EW, 6 g FE.
Punkte pro Portion: 4

Zutaten:

* 270 g Skyr
* 68 g Mehl
* 3 Eier
* 2 TL Backpulver
* 1 Apfel
* 2 EL Erythrit
* eine Prise Zimt

Zubereitung:

1. Zunächst den Backofen auf 180° C vorheizen und ein Backblech mit Backpapier auslegen.
2. Anschließend den Skyr zusammen mit Mehl, Backpulver, Eier und dem Erythrit zu einem Teig verkneten.
3. Den Teig auf dem Backblech verteilen. Den Apfel schälen, entkernen und in dünne Scheiben schneiden. Diese auf dem Pfannkuchenteig verteilen.
4. Für 20 Minuten im Backofen backen und zum Schluss mit Zimt bestreuen.

Gemüse-Nudel-Pfanne

4 Portionen

Nährwerte pro Portion: 461 kcal, 84 g KH, 14 g EW, 9 g FE.
Punkte pro Portion: 9

Zutaten:

- 250 g Vollkornnudeln
- 300 g Möhren
- 300 g Zucchini
- 1 Zwiebel
- 1 Knoblauchzehe
- 5 EL Skyr
- 1 TL Gemüsebrühe
- 2 EL Olivenöl
- 200 ml Wasser
- Salz und Pfeffer

Zubereitung:

1. Zunächst die Nudeln nach Packungsanweisung zubereiten.
2. Die Möhren schälen und in Scheiben schneiden. Die Zucchini waschen, die Enden entfernen und würfeln. Die Zwiebel schälen, halbieren und in Würfel schneiden. Den Knoblauch schälen und fein hacken.
3. Das Öl in einer Pfanne erhitzen und die Zwiebel mit dem Knoblauch darin glasig dünsten. Möhren und Zucchini hinzugeben und anbraten. Mit dem Wasser ablöschen, die Brühe einrühren und mit Salz und Pfeffer abschmecken.
4. Für 5 Minuten bei mittlerer Wärmezufuhr köcheln lassen. Anschließend den Skyr einrühren. Die Gemüsesauce zusammen mit den Nudeln auf Tellern anrichten und servieren.

Spaghetti nach Carbonara-Art

4 Portionen

Nährwerte pro Portion: 436 kcal, 72 g KH, 23 g EW, 5 g FE.
Punkte pro Portion: 10

Zutaten:

- 400 g Spaghetti
- 120 g Hähnchenbrustaufschnitt
- ½ Stange Lauch
- 3 EL Skyr
- 2 Eier
- Muskat
- Paprikapulver
- Salz und Pfeffer

Zubereitung:

1. Zunächst die Spaghetti nach Packungsanweisung zubereiten.
2. Währenddessen den Hähnchenbrustaufschnitt kleinschneiden. Den Lauch putzen und würfeln.
3. Anschließend die Eier zusammen mit dem Skyr in eine Schüssel geben und verquirlen.
4. Eine beschichtete Pfanne erhitzen und das Hähnchen zusammen mit dem Lauch darin anbraten.
5. Die Spaghetti abgießen und ebenfalls in die Pfanne geben. Mit der Ei-Masse übergießen und mit Muskat, Paprika, Salz und Pfeffer abschmecken. Alles kurz vermengen und danach stocken lassen.
6. Fertig ist das lecker leichte Gericht!

Puteninvoltini

2 Portionen

> **Nährwerte pro Portion:** 489 kcal, 8 g KH, 90 g EW, 11 g FE.
> **Punkte pro Portion:** 4

Zutaten:

- 400 g Putenschnitzel
- 100 g Handkäse
- 250 g Skyr
- 8 Scheiben Rohschinken
- 100 ml Magermilch, 0,3 %
- Paprikapulver
- Salz und Pfeffer
- 1 EL Öl

Zubereitung:

1. Zunächst die Schnitzel waschen, mit einem Tuch trocken tupfen und der Länge nach halbieren, so dass zwei dünne Schnitzel entstehen. Mit allen Schnitzeln so verfahren.
2. Die Schnitzel mit etwas Skyr einstreichen und mit dem Schinken belegen. Anschließend einrollen. Die Röllchen mit Salz, Pfeffer und Paprikapulver würzen.
3. Öl in einer Pfanne erhitzen und die Schnitzel darin von allen Seiten scharf anbraten. Anschließend die Wärmezufuhr auf mittlere Hitze verringern.
4. Den Käse kleinschneiden und zusammen mit der Magermilch in die Pfanne geben. Die Pfanne mit einem Deckel zudecken und für 5 Minuten köcheln lassen.
5. Zum Schluss den restlichen Skyr in die Sauce einrühren und diese mit Pfeffer und Paprikapulver abschmecken.

Karotten-Skyr-Suppe mit Linsen

4 Portionen

Nährwerte pro Portion: 373,5 kcal, 53 g KH, 29 g EW, 4 g FE.
Punkte pro Portion: 1

Zutaten:

* 750 g Möhren, geschält und in Scheiben
* 250 g rote Linsen
* 1 Zwiebel, gewürfelt
* 1 Becher Skyr
* 500 ml Gemüsebrühe
* 1 EL Öl
* 2 Lorbeerblätter
* Currypulver
* Salz und Pfeffer

Zubereitung:

1. Zunächst das Öl in einem Topf erhitzen und die Zwiebeln darin glasig dünsten.
2. Anschließend die Möhren hinzugeben und anbraten. Mit der Gemüsebrühe ablöschen und die Linsen sowie die Lorbeerblätter hinzugeben.
3. Die Suppe für 20 Minuten köcheln lassen. Die Möhren und die Linsen sollten weich sein.
4. Nun die Lorbeerblätter entfernen und die Suppe mit einem Stabmixer pürieren.
5. Den Skyr in die Suppe geben und untermengen. Mit Currypulver, Salz und Pfeffer abschmecken und servieren.

Zoodles mit Himbeeren

2 Portionen

Nährwerte pro Portion: 302 kcal, 9 g KH, 7 g EW, 27 g FE.
Punkte pro Portion: 10

Zutaten:

- 2 Zucchini
- 100 g Himbeeren
- 20 g Feta
- Saft einer Zitrone
- 3 EL Skyr Himbeer-Cranberry
- 3 EL Olivenöl
- 2 EL Pinienkerne
- Salz

Zubereitung:

1. Zunächst die Zucchini waschen, die Enden entfernen und mit einem Spiralschneider zu Spaghetti verarbeiten. Mit Salz und 1 EL Zitronensaft würzen.
2. Den Skyr zusammen mit Olivenöl, 1 EL Zitronensaft und Salz vermengen.
3. Die Pinienkerne in einer Pfanne anrösten. Die Himbeeren waschen. Den Feta zerbröseln.
4. Die Zoodles mit dem Dressing vermengen und mit Feta, Pinienkernen und Himbeeren garnieren.

Nachtisch

Skyr-Erdbeer-Dessert

2 Portionen

Nährwerte pro Portion: 218 kcal, 23 g KH, 29 g EW, 1 g FE.
Punkte pro Portion: 1

Zutaten:

* 500 g Skyr
* 250 g Erdbeeren, frisch
* 2 TL Agavendicksaft

Zubereitung:

1. Zunächst die Erdbeeren waschen, das Grün entfernen und kleinschneiden.
2. Die Erdbeeren in eine Schüssel geben und mit dem Agavendicksaft süßen.
3. Anschließend den Skyr hinzugeben und alles vorsichtig vermengen.
4. In Dessertgläsern anrichten und servieren.

Schoko-Minz-Dessert

1 Portion

Nährwerte pro Portion: 374 kcal, 29 g KH, 54 g EW, 4 g FE.
Punkte pro Portion: 2

Zutaten:

- 450 g Skyr
- ½ Bund Minze
- 1 EL Backkakao
- 1 TL Honig

Zubereitung:

1. Den Skyr in eine Schüssel geben und mit dem Kakao verrühren.
2. Die Minze waschen und hacken. Ebenfalls unter den Skyr mengen.
3. Zum Schluss mit dem Honig süßen.
4. In einem Dessertglas anrichten und genießen.

Zitroneneis

4 Portionen

Nährwerte pro Portion: 107 kcal, 9 g KH, 14 g EW, 0 g FE.
Punkte pro Portion: 0

Zutaten:

* 500 g Skyr
* 2 Zitronen
* 10 Minzblätter
* 100 ml Mineralwasser
* 4 Spritzer Süßstoff

Zubereitung:

1. Die Zitronen waschen und die Schale dünn abschälen. Anschließend halbieren und auspressen.
2. Den Skyr in eine Schüssel geben und mit Zitronensaft, -zesten und dem Süßstoff verrühren.
3. Die Minze waschen und hacken. Ebenfalls unter den Skyr mengen.
4. Nun das Wasser nach und nach einrühren, so dass eine cremige Masse entsteht.
5. Die Eismasse in eine verschließbare Schüssel geben und in das Gefrierfach stellen. Dabei jede Stunde einmal umrühren, damit ein cremiges Eis entsteht.

Fruchtiges Stieleis

6 Portionen

Nährwerte pro Portion: 24 kcal, 2 g KH, 3 g EW, 0 g FE.
Punkte pro Portion: 1

Zutaten:

- 150 g Skyr Vanille
- 50 g Erdbeeren oder Obst nach Wahl
- 100 ml Milch (fettarm), 1,5 %

Zubereitung:

1. Zunächst die Erdbeeren waschen, das Grün entfernen und kleinschneiden.
2. Den Skyr in eine Schüssel geben und mit der Milch glattrühren.
3. Nun die Erdbeerstückchen vorsichtig unterheben.
4. Die Eismasse in Stieleisförmchen füllen und für ca. 4 Stunden im Gefrierfach fest werden lassen.

Himbeer-Butterkeks-Dessert

2 Portionen

Nährwerte pro Portion: 283 kcal, 36 g KH, 20 g EW, 5 g FE.
Punkte pro Portion: 8

Zutaten:

* 350 g Skyr Himbeere
* 12 Butterkekse
* 250 g Himbeeren

Zubereitung:

1. Zunächst die Himbeeren gründlich waschen.
2. Die Butterkekse in einen Gefrierbeutel geben und mit einem Löffel zerdrücken.
3. Nun einen Teil der Butterkeksbrösel in Dessertgläser geben, etwas Himbeerskyr einfüllen und mit Himbeeren belegen. Die Schichtung ein zweites Mal wiederholen.
4. Die Gläser vor dem Servieren ca. 1 Stunde in den Kühlschrank stellen.

Orangen-Skyr-Creme

2 Portionen

Nährwerte pro Portion: 213 kcal, 30 g KH, 23 g EW, 1 g FE.
Punkte pro Portion: 11

Zutaten:

* 500 g Skyr Himbeere
* 1 Orange
* 6 EL Orangensaft
* 2 EL Cranberries
* 2 EL Vanillezucker

Zubereitung:

1. Zunächst die Orange schälen und die Filets herauslösen. Die Filets zusammen mit 2 EL Orangensaft in einen Topf geben, die Cranberries hinzufügen und alles zusammen für 5 Minuten kochen lassen. Dabei gelegentlich umrühren, damit nichts ansetzt.
2. Das Kompott abkühlen lassen und mit 1 EL Vanillezucker süßen.
3. Nun den Skyr zusammen mit 4 EL Orangensaft und 1 EL Vanillezucker verrühren und in Dessertgläser füllen. Das abgekühlte Kompott ebenfalls hineingeben und genießen.

Tiramisu im Glas

1 Portion

Nährwerte pro Portion: 400 kcal, 53 g KH, 61 g EW, 5 g FE.
Punkte pro Portion: 6

Zutaten:

+ 200 g Skyr
+ 200 g Naturjoghurt (fettarm), 1,8 %
+ 3 Löffelbiskuits
+ 1 TL Backkakao
+ 1 Espresso
+ 1 TL Erythrit

Zubereitung:

1. Den Skyr mit dem Joghurt verrühren und mit dem Erythrit süßen.
2. Die Löffelbisquits kurz im Espresso einlegen.
3. Nun nacheinander Löffelbiskuit und Skyr-Joghurt-Crème in einem Glas schichten. Die letzte Schicht sollte Crème sein. Diese mit dem Kakao bestreuen und vor dem Servieren für 30 Minuten in den Kühlschrank stellen.

Frozen Berry-Skyr

4 Portionen

Nährwerte pro Portion: 119 kcal, 16 g KH, 10 g EW, 2 g FE.
Punkte pro Portion: 2

Zutaten:

- 350 g Himbeer-Cranberry Skyr
- 500 g gemischte Beeren, TK
- 125 g Himbeeren

Zubereitung:

1. Den Skyr zusammen mit den gemischten Beeren in den Mixer geben und pürieren.
2. Sollte der Skyr danach zu flüssig sein, diesen zunächst nochmal für eine halbe Stunde in den Gefrierschrank stellen.
3. Das Eis auf Schälchen aufteilen und mit den Himbeeren toppen, bevor es serviert wird.

Vanilleeis

4 Portionen

Nährwerte pro Portion: 262 kcal, 32 g KH, 13 g EW, 21 g FE.
Punkte pro Portion: 8

Zutaten:

- 250 g Skyr Vanille
- 250 ml Rama Cremefine zum Schlagen
- 4 Eier
- 3 Eigelb
- 100 g Erythrit
- 1 TL gemahlene Vanille

Zubereitung:

1. Zunächst die Eier zusammen mit dem Eigelb, dem Erythrit und der Vanille schaumig schlagen.
2. Die Schlagsahne steifschlagen.
3. Skyr und Schlagsahne vorsichtig unter die Eier-Masse rühren und in eine Kastenform füllen.
4. Die Kastenform für 4 Stunden in den Gefrierschrank stellen, dabei gelegentlich umrühren, bis es die gewünschte Konsistenz erreicht hat.

Beereneis

6 Portionen

Nährwerte pro Portion: 96 kcal, 15 g KH, 8 g EW, 0 g FE.
Punkte pro Portion: 2

Zutaten:

- 450 g Skyr Vanille
- 125 g Brombeeren
- 125 g Himbeeren
- 2 Bananen
- 1 EL Honig

Zubereitung:

1. Die Bananen schälen und kleinschneiden. Die Himbeeren und Brombeeren waschen.
2. Den Skyr zusammen mit der Banane und dem Honig pürieren. Die Himbeeren und Brombeeren nacheinander ebenfalls pürieren.
3. Das Bananenpüree in drei Teile aufteilen und jeweils einen Teil mit dem Brombeer- und Himbeerpüree vermengen.
4. Nun eines der Pürees in die Eisförmchen füllen und für 30 Minuten in das Gefrierfach stellen. Wenn das erste Püree etwas gefroren ist, das zweite Püree einfüllen und ebenfalls anfrieren lassen. Zum Schluss das dritte Püree einfüllen und das Eis 6 Stunden gefrieren lassen, bevor es serviert wird.

Brote, Brötchen und Kekse

Skyr-Waffeln

10 Portionen

Nährwerte pro Portion: 203 kcal, 24 g KH, 6 g EW, 9 g FE.
Punkte pro Portion: 8

Zutaten:

- 250 g Skyr
- 200 g Mehl
- 2 Eier
- 80 g Puderzucker
- 100 g weiche Butter
- ½ Pck. Backpulver
- 100 ml Mineralwasser
- 1 Prise Salz

Zubereitung:

1. Butter, Zucker, Vanillezucker und Salz in eine Schüssel geben und mit einem Rührstab aufschlagen.
2. Die Eier hinzugeben und verrühren.
3. Nun den Skyr ebenfalls unterrühren.
4. Mehl und Backpulver hinzugeben und alles zu einem homogenen Teig vermengen, dabei das Wasser nach und nach hinzugeben.
5. Ein Waffeleisen vorheizen und den Teig portionsweise einfüllen und backen.
6. Auf Tellern anrichten und mit dem Puderzucker bestäuben.

Brötchen

9 Portionen

Nährwerte pro Portion: 150 kcal, 25 g KH, 9 g EW, 1 g FE.
Punkte pro Portion: 3

Zutaten:

- 350 g Skyr
- 2 Eier
- 300 g Dinkelmehl, Typ 630
- 1 Pck. Backpulver
- 1 TL Salz
- 2 EL Milch (fettarm), 1,5 %

Zubereitung:

1. Den Backofen auf 200° C vorheizen.
2. Skyr in eine Schüssel geben und mit dem Ei verquirlen.
3. Das Mehl mit dem Backpulver und dem Salz vermengen und zum Skyr geben. Alles gut verkneten. Nach und nach etwas Milch hinzugeben.
4. Aus dem Teig Brötchen formen und auf ein mit Backpapier ausgelegtes Backblech legen.
5. Das Backblech in den Backofen stellen und die Brötchen für 20-25 Minuten backen.

Dinkel-Flohsamen-Brötchen

5 Portionen

Nährwerte pro Portion: 73 kcal, 8 g KH, 5 g EW, 1 g FE.
Punkte pro Portion: 1

Zutaten:

- 100 g Skyr
- 50 ml Wasser, lauwarm
- 45 g Dinkelmehl
- 20 g Flohsamenschalen
- 2 Eier
- ½ TL Backpulver
- ½ TL Salz

Zubereitung:

1. Den Skyr in eine Schüssel geben und zusammen mit Wasser, Mehl, Eiern, Backpulver und Salz vermengen.
2. Anschließend die Flohsamenschalen unterrühren und für 10 Minuten quellen lassen.
3. Währenddessen den Backofen auf 170° C vorheizen und ein Backblech mit Backpapier auslegen.
4. Den Teig esslöffelweise auf das Backblech geben und dieses für 30 Minuten im Ofen backen.

Kartoffel-Brötchen

5 Portionen

Nährwerte pro Portion: 483 kcal, 9 g KH, 14 g EW, 2 g FE.
Punkte pro Portion: 2

Zutaten:

- 200 g Skyr
- 100 ml Wasser
- 40 g Eiweißpulver
- 50 g Haferkleie
- 2 Eier
- 35 g Flohsamenschalen
- 5 g Backpulver
- 25 g Kartoffelfasern
- 3 g Salz

Zubereitung:

1. Zunächst den Backofen auf 175°C vorheizen und ein Backblech mit Backpapier auslegen.
2. Anschließend den Skyr in eine Schüssel geben und mit Wasser, Eiweißpulver, Haferkleie, Eiern, Flohsamenschalen, Backpulver, Kartoffelfasern und Salz zu einem homogenen Teig verkneten.
3. Den Teig quellen lassen und anschließend zu 5 Brötchen formen.
4. Die Brötchen für 40 Minuten im Backofen ausbacken.

Chia-Mandel-Kekse

20 Portionen

Nährwerte pro Portion: 90 kcal, 4 g KH, 4 g EW, 6 g FE.
Punkte pro Portion: 2

Zutaten:

- 250 g Skyr
- 1 Ei
- 150 g Mandeln, gemahlen
- 50 g Chiasamen
- 50 g Leinsamen
- 50 g Haferflocken
- 25 g Erythrit
- 1 Msp. Backpulver

Zubereitung:

1. Zunächst den Backofen auf 190°C vorheizen und ein Backblech mit Backpapier auslegen.
2. Den Skyr zusammen mit dem Ei, den Mandeln, Chiasamen, Leinsamen, Haferflocken, dem Erythrit und Backpulver in eine Schüssel geben und verkneten.
3. Mit Hilfe von zwei Teelöffeln kleine Teighäufchen auf das Backblech setzen, dabei etwas Platz lassen, da die Plätzchen etwas auseinanderlaufen.
4. Die Plätzchen für 20 Minuten im Ofen fertig backen. Anschließend etwas abkühlen lassen und genießen.

Müsli-Kekse

25 Portionen

Nährwerte pro Portion: 24 kcal, 2 g KH, 2 g EW, 1 g FE.
Punkte pro Portion: 0

Zutaten:

- 250 g Skyr
- 20 g Dinkelkleie
- 50 g Kokosmehl
- 1 Ei
- 20 g Chiasamen
- 20 g Erythrit
- 2 TL Flohsamenschalen
- 1 TL Backpulver
- eine Handvoll Himbeeren

Zubereitung:

1. Zunächst den Backofen auf 180°C vorheizen und ein Backblech mit Backpapier auslegen.
2. Die Himbeeren waschen und kleinschneiden. Mit Skyr, dem Ei und Erythrit verrühren.
3. Backpulver, Dinkelkleie, Kokosmehl, Chiasamen und Flohsamenschalen hinzugeben und zu einem homogenen Teig verkneten.
4. Aus dem Teig mit den Händen 25 Bällchen formen und diese auf das Backblech legen. Etwas Platz zwischen den Plätzchen lassen
5. Das Backblech in den Ofen geben und die Plätzchen für 20 Minuten backen.
6. Zum Schluss die Plätzchen abkühlen lassen, vom Backblech nehmen und genießen.

Brot mit Gemüsefüllung

12 Portionen

Nährwerte pro Portion: 209 kcal, 29 g KH, 8 g EW, 6 g FE.
Punkte pro Portion: 5

Zutaten:

- 200 g Skyr
- 400 g Dinkelmehl, Typ 630
- 2 Eier
- 3 EL Olivenöl
- 1 ½ Pck. Backpulver

- 1 Zwiebel
- 3 Paprikaschoten
- 1 Knoblauchzehe
- 140 g getrocknete Tomaten in Öl
- Salz und Pfeffer

Zubereitung:

1. Zunächst den Backofen auf 180° C vorheizen und eine Kastenform einfetten.
2. Anschließend den Skyr zusammen mit den Eiern, Öl und 1 TL Salz schaumig schlagen. Mehl und Backpulver hinzugeben und zu einem homogenen Teig verkneten. Mit einem Geschirrtuch abdecken und ruhen lassen.
3. Währenddessen die Zwiebel schälen, halbieren und würfeln. Den Knoblauch schälen und fein hacken. Die Paprika waschen, entkernen und in Würfel schneiden. Die Tomaten kleinschneiden und alles in eine Schüssel geben. Mit Salz und Pfeffer abschmecken.
4. Nun den Teig aus der Schüssel nehmen und auf einer bemehlten Arbeitsfläche rechteckig ausrollen. Die Füllung auf dem Teig verteilen und der Länge nach aufrollen.
5. Das Brot mit der Nahtstelle nach unten in die Kastenform legen und in den Ofen stellen.
6. Für 50 Minuten im Backofen backen, sollte das Brot oben auf zu dunkel werden, einfach etwas Alufolie auflegen.
7. Zum Schluss 15 Minuten auskühlen lassen, aus der Form stürzen und anschneiden.

Kuchen und Muffins

Mango-Muffins

12 Portionen

Nährwerte pro Portion: 64 kcal, 6 g KH, 7 g EW, 1 g FE.
Punkte pro Portion: 1

Zutaten:

- 250 g Skyr Himbeere
- 100 g Mango
- 50 g Eiweißpulver, Bananengeschmack
- 3 Eier
- 3 EL Xylit
- 30 g Kokosmehl
- 30 g Dinkelkleie
- 1 EL Flohsamenschalen
- 3 EL Weinsteinbackpulver

Zubereitung:

1. Das Eiweißpulver zusammen mit der Kleie, dem Kokosmehl, den Flohsamenschalen und dem Backpulver in eine Schüssel geben und vermengen.
2. Die Mango schälen und kleinschneiden.
3. Nun den Skyr und die Mango in die Schüssel geben und mit den trockenen Zutaten gut vermischen. Die Eier und das Xylit ebenfalls hineingeben und gut verkneten.
4. Den Teig nun in Muffinförmchen geben und für 30 Minuten bei 180° C backen.

Blaubeer-Muffins

12 Portionen

Nährwerte pro Portion: 72 kcal, 4 g KH, 8 g EW, 3 g FE.
Punkte pro Portion: 2

Zutaten:

- 250 g Skyr, Vanille
- 2 Eier
- 50 g Mandeln, gemahlen
- 50 g Eiweißpulver
- 2 ½ TL Stevia
- 1 Pck. Backpulver
- 150 g Blaubeeren

Zubereitung:

1. Zunächst den Backofen auf 150°C vorheizen.
2. Den Skyr zusammen mit den Eiern mit dem Rührstab aufschlagen.
3. In einer zweiten Schüssel Mandeln, Eiweißpulver, Backpulver und Stevia vermengen und dieses Gemisch esslöffelweise unter die Skyr-Masse geben und verkneten, bis ein homogener Teig entsteht.
4. Den Teig auf 12 Muffinförmchen aufteilen, die Blaubeeren in den Teig drücken und für 45 Minuten im Ofen backen.

Saftiger Käsekuchen mit Bohnenboden

12 Portionen

Nährwerte pro Portion: 129 kcal, 8 g KH, 10 g EW, 6 g FE.
Punkte pro Portion: 3

Zutaten:

- 250 g Kidneybohnen
- 5 Eier
- 50 g Haselnüsse, gemahlen
- 30 ml Milch (fettarm), 1,5 %
- 1 TL Süßstoff
- ¼ TL Backpulver

- 300 g Skyr
- 200 g Frischkäse, 16 % absolut
- 1 Pck. Vanillepuddingpulver
- 1 EL Eiweißpulver
- 1 Zitrone
- 1 EL Butter

Zubereitung:

1. Zunächst den Backofen auf 180°C vorheizen und eine Springform gut mit der Butter einfetten, da der Teig sonst stark festklebt.
2. Die Bohnen abgießen und in einen Mixer geben. Zusammen mit der Milch pürieren, bis diese sämig sind. Anschließend Nüsse, Backpulver und 1 Ei hinzugeben und nochmals pürieren. Mit Süßstoff süßen und den Teig in die vorbereitete Springform geben.
3. Den Boden in den Ofen geben und für 25 Minuten backen. Anschließend bei geöffneter Tür für 20 Minuten im Backofen auskühlen lassen.
4. Währenddessen die restlichen Eier trennen und das Eiweiß zu Schnee verarbeiten. Die Zitrone halbieren und auspressen.
5. Skyr, Frischkäse, Eigelbe, Vanillepuddingpulver, Eiweißpulver und Zitronensaft gut miteinander vermengen. Den Eischnee unterheben und auf dem erkalteten Boden geben.
6. Den Kuchen nochmals für 70 Minuten bei 150° C fertig backen.

Blaubeer-Käsekuchen

12 Portionen

Nährwerte pro Portion: 62 kcal, 13 g KH, 8 g EW, 1 g FE.
Punkte pro Portion: 0

Zutaten:

- 800 g Skyr
- 200 g Blaubeeren
- 100 g Erythrit
- 1 EL Vanillearoma
- 3 Eier

Zubereitung:

1. Zunächst den Backofen auf 150° C vorheizen und eine Springform (22 cm) mit Backpapier auslegen.
2. Den Skyr zusammen mit den Eiern, Erythrit und Vanillearoma vermengen. Die Crème-Masse in die Springform füllen.
3. Die Blaubeeren waschen und auf der Crème verteilen.
4. Die Springform für 60 Minuten in den Backofen geben. Anschließend den Blaubeer-Käsekuchen für 2 Stunden erkalten lassen, bevor er serviert wird.

Himbeer-Käsekuchen

12 Portionen

Nährwerte pro Portion: 59 kcal, 14 g KH, 8 g EW, 1 g FE.
Punkte pro Portion: 0

Zutaten:

* 790 g Skyr
* 3 Eier
* 120 g Erythrit
* 2 Vanilleschoten
* Eine Handvoll Himbeeren

Zubereitung:

1. Zunächst den Backofen auf 150° C vorheizen und eine Springform (22 cm) mit Backpapier auslegen.
2. Den Skyr zusammen dem Erythrit vermengen. Die Eier hineinschlagen und untermischen. Die Vanilleschote halbieren, das Mark mit einem Messer herauslösen und zur Masse geben. Die Crème in die Springform füllen.
3. Die Himbeeren waschen und auf der Crème verteilen.
4. Den Kuchen für 60 Minuten in den Backofen geben. Anschließend den Himbeer-Käsekuchen für eine Stunde erkalten lassen, bevor er serviert wird.

Schlanke Skyr Rezepte zum Backen

Gesund, leicht und lecker abnehmen mit Brot und Kuchen! Inkl. Punkten und Nährwertangaben

Inhaltsverzeichnis

Brot und Brötchen

Weizenbrot

24 Portionen

Nährwerte pro Portion: 87 kcal, 15 g KH, 4 g EW, 1 g FE
Punkte pro Portion: 2

Zutaten:

- 250 g Skyr
- 150 g Weizenmehl, griffiges
- 150 g Weizenmehl, glattes
- 200 g Weizenvollkornmehl
- 200 ml Wasser, heiß
- 1 Päckchen Trockenhefe
- 1 EL Salz
- 1 TL Zucker
- Sonnenblumenöl
- Sesam

Zubereitung:

1. Skyr mit Wasser glattrühren und den Zucker und die Hefe untermischen. Quellen lassen.
2. Die Mehlsorten miteinander vermischen und in der Mitte eine Vertiefung formen. Das Salz auf dem Mehl verteilen und das Hefegemisch in die Mulde geben.
3. Mit den Händen zu einem glatten Teig verkneten (ca. 5 Minuten). Den Teig in eine Schüssel geben, mit einem Tuch bedecken und für 1 Stunde gehen lassen.
4. Den Teig durchkneten, zurück in die Schüssel geben und für eine weitere Stunde ruhen lassen.
5. Nun den Teig nochmals kurz durchkneten und in eine Brotbackform füllen. Die Oberseite des Brotes mit etwas Öl einstreichen und den Teig erneut für 30 Minuten gehen lassen.
6. Den Teig mit dem Sesam bestreuen und das Brot für 50 Minuten bei 190 °C backen.

Chia-Brötchen

10 Portionen

Nährwerte pro Portion: 135 kcal, 20 g KH, 8 g EW, 2 g FE
Punkte pro Portion: 3

Zutaten:

- 180 g Dinkelmehl, Type 1050
- 100 g Dinkelvollkornmehl
- 300 g Skyr
- 20 g Chiasamen
- 2 Eier
- 1 TL Backpulver
- Salz

Zubereitung:

1. Den Backofen auf 180 °C vorheizen und ein Backblech mit Backpapier auslegen.
2. Die Chiasamen zusammen mit den beiden Mehlsorten und dem Backpulver in einer Schüssel vermengen.
3. Skyr und Eier zu den trockenen Zutaten in die Schüssel geben und alles gut verkneten.
4. Aus dem Teig 10 Brötchen formen und diese auf das Backblech legen. Am besten gelingt dies mit angefeuchteten Händen.
5. Die Brötchen mit einem Messer einritzen.
6. Fertig sollten die Brötchen nach 25 Minuten Backzeit sein.

Quarkhörnchen

16 Portionen

Nährwerte pro Portion: 164 kcal, 27 g KH, 5 g EW, 3 g FE
Punkt pro Portion: 5

Zutaten:

- 450 g Mehl
- 120 ml Milch, 1,5 %, lauwarm
- 50 g Zucker
- 50 g Speisestärke
- 250 g Skyr
- 50 g Butter
- 1 Eiweiß
- ½ Würfel Hefe
- 1 Eigelb
- 1 EL Milch, 1,5 %
- ½ TL Salz

Zubereitung:

1. Die Hefe zusammen mit dem Zucker in die lauwarme Milch geben und verrühren, bis sich beides aufgelöst hat.
2. Mehl, Salz, Speisestärke, Eiweiß, Skyr und Butter hinzugeben und mit dem Handrührgerät zu einem homogenen Teig verkneten.
3. Den Teig halbieren und jeden Teigling rund ausrollen. Der Kreis sollte einen Durchmesser von 30 cm haben.
4. Die Kreise wie eine Torte in acht Stücke schneiden und von der breiten Seite bis zur Spitze hin aufrollen. So entsteht das typische Hörnchen-Muster.
5. Die Hörnchen auf ein mit Backpapier ausgelegtes Backblech legen und für 30 Minuten im Backofen bei 40 °C gehen lassen.
6. Währenddessen 1 EL Milch mit dem Eigelb verrühren und diese Mischung nach Ende der Gehzeit auf die Hörnchen streichen.
7. Bei 165 °C werden die Quarkhörnchen für 18 Minuten gebacken. Dann sollten sie fertig sein.
8. Wer mag, kann die Hörnchen auch nach Belieben z.B. mit Marmelade, Nussnougatcreme oder ähnlichem füllen.

Apfelbrötchen

8 Portionen

Nährwerte pro Portion: 93 kcal, 14 g KH, 5 g EW, 1 g FE
Punkte pro Portion: 2

Zutaten:

* 200 g Skyr
* 110 g Vollkornmehl
* 20 g Haferflocken
* ½ Päckchen Backpulver
* 1 Apfel
* 1 Ei
* 1 ½ TL Honig
* 1 Prise Salz
* 1 TL Zitronenschalen

Zubereitung:

1. Den Backofen auf 180 °C vorheizen und ein Backblech mit Backpapier auslegen.
2. Skyr zusammen mit Honig, Ei, Zitronenschalen und Salz in eine Schüssel geben und vermischen.
3. Haferflocken hinzugeben und unterrühren.
4. Nun Mehl und Backpulver in die Schüssel geben und alles gut zu einem homogenen Teig verkneten.
5. Jetzt noch den Apfel schälen, entkernen und in Stücke schneiden. Diese Apfelstückchen unter den Teig heben.
6. Mit zwei Esslöffeln aus der Teigmasse acht Brötchen formen und auf das Backblech setzen.
7. Die Brötchen für 25 Minuten backen.

Dinkelbrot

24 Portionen

Nährwerte pro Portion: 53 kcal, 8 g KH, 3 g EW, 1 g FE
Punkt pro Portion: 1

Zutaten:

+ 250 g Skyr
+ 250 g Dinkelmehl
+ 1 Ei
+ 1 Päckchen Backpulver
+ Salz
+ Körner nach Belieben

Zubereitung:

1. Zunächst den Backofen auf 180 °C vorheizen.
2. Nun die trockenen Zutaten in eine Schüssel geben und mit Skyr und Ei verkneten.
3. Den Teig zu einem Laib formen und auf ein mit Backpapier ausgelegtes Rost legen.
4. Die Oberfläche des Brotes mit Wasser einstreichen und evtl. mit Körnern bestreuen.
5. Das Brot für 40 Minuten knusprig backen. Dabei ein Schälchen mit Wasser in den Ofen stellen, so wird die Kruste noch knuspriger.
6. Bevor das Brot angeschnitten wird, sollte es ausgekühlt sein.

Roggen-Vollkorn-Brot

24 Portionen

Nährwerte pro Portion: 167 kcal, 27 g KH, 7 g EW, 3 g FE
Punkte pro Portion: 5

Zutaten:

- 100 g Roggenvollkornmehl
- 50 g Anstellgut
- 100 g Wasser
- 400 g Dinkelvollkornmehl
- 500 g Weizenvollkornmehl
- 25 g Goldleinsamen
- 25 g Leinsamen
- 300 g Skyr
- 500 g Wasser
- 14 g Frischhefe
- 18 g Salz
- 3 EL Öl

Zubereitung:

1. Anstellgut, Roggenvollkornmehl und Wasser in eine Schüssel geben und verrühren. Anschließend den Sauerteig zugedeckt über Nacht ruhen lassen.
2. Am nächsten Tag 50 g des Sauerteiges abwiegen und für das nächste Brot zur Seite stellen.
3. Den restlichen Sauerteig zusammen mit Dinkel- und Weizenvollkornmehl, Samen, Skyr, Wasser, Hefe, Salz und Öl zu einem Teig verkneten und diesen zugedeckt für 15 Minuten ruhen lassen.
4. Anschließend den Teig in zwei Stränge teilen.
5. Zwei Kastenformen einfetten und die Stränge hineinlegen. Nochmals für 3 Stunden ruhen lassen.
6. Die Brote mit einem Messer mehrfach schräg einschneiden und bei 230 °C auf mittlerer Schiene für 15 Minuten vorbacken.
7. Anschließend die Temperatur auf 200 °C verringern und beide Brote weitere 30-40 Minuten backen.
8. Vor dem Verzehr die Brote auskühlen lassen.

Nussbrötchen

6 Portionen

Nährwerte pro Portion: 389 kcal, 29 g KH, 15 g EW, 23 g FE
Punkte pro Portion: 10

Zutaten:

- 250 g Skyr
- 150 g Walnüsse, gemahlen
- 100 g Quinoa, gekocht
- 150 g Haferflocken
- 1 Ei
- 2 EL Öl
- 1 Prise Salz
- 1 TL Natron

Zubereitung:

1. Skyr, Ei, Salz und Öl in eine Schüssel geben und cremig rühren.
2. Quinoa, Walnüsse, Haferflocken und Natron hinzugeben und alles gut miteinander verkneten.
3. Ein Backblech mit Backpapier auslegen und 6 Brötchen aus der Masse formen. Diese auf das Blech setzen und die Brötchen bei 180 °C für 30 Minuten backen.

Roggen-Paranuss-Brot

24 Portionen

Nährwerte pro Portion: 168 kcal, 26 g KH, 6 g EW, 4 g FE
Punkte pro Portion: 5

Zutaten:

- 120 g Roggenvollkornmehl
- 120 g Wasser
- 50 g Anstellgut
- 450 g Weizenvollkornmehl
- 350 g Wasser
- 200 g Einkornvollkornmehl
- 200 g Dinkelvollkornmehl
- 100 g Skyr
- 60 g Goldleinsamen
- 30 g Paranüsse, gehackt
- 18 g Salz
- 15 g Frischhefe
- 3 EL Öl
- 1 EL Brotgewürz

Zubereitung:

1. Aus Roggenvollkornmehl, Wasser und Anstellgut einen Sauerteig herstellen und diesen über Nacht zugedeckt ziehen lassen.
2. 50 g des Sauerteiges am nächsten Tag für weitere Brote zur Seite stellen und den restlichen Teig mit den übrigen Zutaten verkneten, bis ein homogener Teig entstanden ist. Den Teig zu einem Laib formen, in ein bemehltes Garkörbchen legen und zugedeckt für 3 Stunden gehen lassen.
3. Nun den Backofen auf 250 °C vorheizen und das Brot auf ein Backblech legen. Mit einem Messer mehrfach schräg einschneiden.
4. Zunächst das Brot für 10 Minuten backen, die Temperatur auf 200 °C verringern und für weitere 50 Minuten fertig backen.

Skyrkruste

15 Portionen

Nährwerte pro Portion: 119 kcal, 23 g KH, 5 g EW, 1 g FE
Punkte pro Portion: 3

Zutaten:

- 350 g Dinkelmehl, Type 1050
- 150 g Roggenmehl, Type 1150
- 100 g Skyr
- 240 ml Wasser, lauwarm
- 10 g Hefe
- 2 EL Apfelessig
- 2 TL Salz
- 1 TL Honig
- 1 TL Backmalz

Zubereitung:

1. Das Wasser in eine Schüssel gebe und die Hefe darin auflösen.
2. Mehl, Honig, Skyr, Salz, Backmalz und Apfelessig hinzugeben und mit dem Handrührgerät zu einem homogenen Teig verkneten.
3. Diesen Teig mit einem Geschirrtuch abdecken und für 1 ½ Stunden an einem warmen Ort gehen lassen.
4. Den Teig auf einer bemehlten Arbeitsfläche zu einem Brotlaib formen und in einen Römertopf, eine Back- oder Auflaufform legen, nachdem die Form eingefettet wurde.
5. Den Brotlaib mit etwas Mehl bestäuben und mehrfach mit einem Messer einritzen.
6. Nun den Deckel auf die Form legen und das Brot für 50–60 Minuten bei 240 °C backen. Sollte das Brot zu dunkel werden, die Wärmezufuhr auf 150 °C verringern.

Kirsch-Hefezopf

12 Portionen

Nährwerte pro Portion: 253 kcal, 38 g KH, 8 g EW, 7 g FE
Punkte pro Portion: 8

Zutaten:

- 300 g Weizenvollkornmehl
- 250 ml Mandelmilch
- 200 g Weizenmehl
- 70 g Butter, weich
- 60 g Kokosblütenzucker
- 1 Würfel frische Hefe
- 1 Ei
- 1 Prise Salz

- ½ TL Vanillepulver
- 300 g Skyr, Nordische Kirsche
- 150 g Kirschen
- 25 g Zucker
- 1 EL Vanillepuddingpulver
- 1 Eigelb
- etwas Mandelmilch

Zubereitung:

1. Beide Mehlsorten zusammen mit Vanillepulver und Salz vermischen.
2. Die Mandelmilch in einen Topf geben und erwärmen, bis sie lauwarm ist. Den Zucker in die Milch rühren und die Hefe hinein bröseln.
3. Die Mehl-Mischung zusammen mit der Milch-Mischung und dem Ei in eine Schüssel geben und für 10 Minuten verkneten. Die Butter nach einer Minute nach und nach hineingeben und mitmischen.
4. Den Teig zu einer Kugel formen und diese in eine eingeölte Schüssel geben. Abdecken und für 1–2 Stunden an einem warmen Ort gehen lassen.
5. In der Zwischenzeit Skyr zusammen mit Vanillepulver und Zucker vermischen. Die Kirschen entsteinen und untermischen. In den Kühlschrank stellen.
6. Das Eigelb mit der Milch mischen und ebenfalls kaltstellen.
7. Den Backofen nun auf 175° C vorheizen.
8. Nach Ende der Gehzeit den Teig nochmal durchkneten und auf einer bemehlten Arbeitsfläche zu einem Rechteck ausrollen.
9. Die Skyr-Mischung auf dem Teig verteilen. Die Ränder dabei ca. 2 cm frei lassen. Den Teig der Länge nach aufrollen und halbieren. Die beiden Teigstränge vorsichtig zu einem Zopf drehen und auf ein mit Backpapier ausgelegtes Blech legen.
10. Den Zopf mit der Milch-Mischung einstreichen und für 35 Minuten backen.

Vanille-Brötchen

12 Portionen

Nährwerte pro Portion: 145 kcal, 26 g KH, 6 g EW, 1 g FE
Punkte pro Portion: 5

Zutaten:

* 350 g Skyr, Vanille
* 350 g Mehl
* 40 g Zucker
* 1 Ei
* 3 TL Backpulver
* 1 Päckchen Vanillezucker
* 1 Prise Salz
* Mehl

Zubereitung:

1. Den Backofen auf 200 °C vorheizen und ein Backblech mit Backpapier auslegen.
2. Den Skyr zusammen mit dem Ei cremig rühren.
3. Mehl, Zucker, Backpulver und Salz unterrühren und zu einem homogenen Teig verarbeiten.
4. Den Teig zu 12 Brötchen formen und auf das Backblech setzen.
5. Die Brötchen für 20–25 Minuten im Ofen backen.

Schoko-Lakritz-Brötchen

6 Portionen

Nährwerte pro Portion: 161 kcal, 20 g KH, 9 g EW, 5 g FE
Punkte pro Portion: 5

Zutaten:

* 250 g Skyr, Vanille
* 80 g Haferkleie-Flocken
* 60 g Erythrit
* 40 g Lakritz-Schokolade
* 40 g Vollkornmehl
* 2 Eier
* 1 EL Pflanzenöl
* 2 TL Backpulver

Zubereitung:

1. Zunächst den Backofen auf 180 °C vorheizen und ein Backblech mit Backpapier auslegen.
2. Nun die Schokolade zerhacken und zusammen mit den restlichen Zutaten in einer Schüssel verkneten.
3. Aus dem Teig 6 Brötchen formen und auf das Backblech setzen. Die Brötchen mit einem Messer einschneiden und für 40 Minuten backen.

Fladenbrot

4 Portionen

Nährwerte pro Portion: 95 kcal, 6 g KH, 7 g EW, 4 g FE
Punkt pro Portion: 1

Zutaten:

* 150 g Skyr
* 3 EL Haferflocken
* 1 Ei
* 2 EL Leinsamen
* 1 Prise Salz

Zubereitung:

1. Den Backofen auf 180 °C vorheizen und ein Backblech mit Backpapier auslegen.
2. Anschließend Skyr zusammen mit Leinsamen, Haferflocken, Ei und Salz vermischen.
3. Mit einem Esslöffel 4 Teiglinge auf das Backblech setzen und für 20 Minuten backen.

Krustenbrot

24 Portionen

Nährwerte pro Portion: 82 kcal, 4 g KH, 7 g EW, 4 g FE
Punkte pro Portion: 2

Zutaten:

+ 250 g Skyr
+ 125 g Haferkleie
+ 150 ml Mineralwasser
+ 65 g Goldleinsamen
+ 65 g Eiweißpulver
+ 50 g Kürbiskerne
+ 35 g Traubenkernmehl
+ 25 ml Olivenöl
+ 4 Eier
+ 3 TL Backpulver
+ 1 EL Kartoffelfasern
+ 1 ½ TL Salz

Zubereitung:

1. Alle Zutaten in eine Schüssel geben und verkneten. Für ein paar Minuten quellen lassen.
2. Den Teig anschließend zu einem Brotlaib formen und auf ein mit Backpapier ausgelegtes Backblech legen.
3. Den Brotlaib mehrfach mit einem Messer schräg einschneiden und mit ein paar Kartoffelfasern bestreuen.
4. Das Brot für 55–60 Minuten backen.

Herzhafte Speisen

Floh-Pizza

6 Portionen

Nährwerte pro Portion: 80 kcal, 8 g KH, 5 g EW, 3 g FE
Punkte pro Portion: 2

Zutaten:

- 120 g Skyr
- 50 g Mehl
- 50 ml Wasser, lauwarm
- 20 g Flohsamenschalen
- 2 Eier
- 2 TL Öl
- 1 TL Oregano
- 1 TL Backpulver
- 1 TL Salz
- Belag nach Wahl

Zubereitung:

1. Zunächst den Backofen auf 200 °C vorheizen und ein Backblech mit Backpapier auslegen.
2. Alle Zutaten, bis auf die Flohsamenschalen in eine Schüssel geben und gut miteinander verkneten.
3. Anschließend die Flohsamenschalen unterrühren. Dies muss schnell geschehen, da die Flohsamenschalen sofort anfangen zu quellen.
4. Den fertigen Teig auf das Backblech geben und für 10 Minuten ruhen lassen.
5. Nun den Teig zunächst für 10 Minuten vorbacken.
6. Nach Ende der Backzeit den Teig aus dem Ofen nehmen und nach Geschmack belegen.
7. Die Pizza anschließend nochmals für 25 Minuten backen.

Hackfleischtorte

12 Portionen

Nährwerte pro Portion: 247 kcal, 7 g KH, 17 g EW, 16 g FE
Punkte pro Portion: 9

Zutaten:

- 500 g Rinderhackfleisch
- 1 Paket Pizzateig
- 200 g Skyr
- 100 g Emmentaler, gerieben
- 200 g Feta
- 2 Zwiebeln
- 1 Zucchini
- 2 EL Ajvar
- 1 EL Petersilie, gehackt
- Chili
- Salz und Pfeffer
- Fett für die Form
- 1 Paprika, rot

Zubereitung:

1. Den Pizzateig aus der Verpackung nehmen und halbieren. Die Hälfte des Teiges auf den eingefetteten Boden einer Springform geben und die zweite Hälfte in Streifen schneiden. Diese am Rand der Form verteilen.
2. Nun die Zwiebeln schälen, halbieren und hacken. Das Hackfleisch in eine Pfanne geben und mit den Zwiebeln zusammen anbraten. Mit Salz, Pfeffer, Ajvar und Chili würzen.
3. Zucchini und Paprika waschen, die Paprika entkernen und beides in Würfel schneiden. Zum Hackfleisch geben und mitbraten.
4. Wenn alles durchgebraten ist, vom Herd nehmen und den Feta zerbröselt hineingeben und vermengen.
5. Nun Eier, Schmand und Emmentaler in eine Rührschüssel geben und vermischen. Diese Masse zum Hackfleisch geben und untermischen.
6. Die Hackfleischmasse in die Springform geben und für 30 Minuten bei 210 °C backen.

Brokkoli-Quiche

4 Portionen

Nährwerte pro Portion: 246 kcal, 8 g KH, 20 g EW, 14 g FE
Punkte pro Portion: 8

Zutaten:

- 1 Brokkoli
- 3 Frühlingszwiebeln
- 100 g Bergkäse
- 100 g gekochter Schinken
- 120 g Skyr
- 5 Blatt Filoteig
- 1 Knoblauchzehe

- 2 Eier
- 50 ml Milch, 1,5 %
- etwas Sonnenblumenöl
- 10 Salbeiblätter
- etwas Muskat
- Salz und Pfeffer

Zubereitung:

1. Den Backofen auf 180 °C vorheizen und eine 26 cm Springform mit Öl einpinseln.
2. Nun den Brokkoli in Röschen teilen und auf ein mit Backpapier ausgelegtem Backblech verteilen. Die Röschen im Backofen für 10 Minuten backen.
3. Ein Blatt des Filoteig in die Backform geben und auch diese mit etwas Öl einpinseln. Nach und nach die Filo Blätter einlegen und mit Öl einstreichen.
4. Den Brokkoli aus dem Ofen nehmen und die Springform für 5 Minuten hineingeben.
5. 2 Frühlingszwiebeln waschen und in Ringe schneiden. Den Knoblauch schälen und hacken. Den Salbei putzen und ebenfalls hacken.
6. Skyr zusammen mit Eiern, Pfeffer, Muskat, Salbei, Knoblauch, Milch und Salz vermengen und die Hälfte des Bergkäses unterrühren.
7. Den Schinken zu Röschen aufrollen und zusammen mit dem Brokkoli auf dem Teig verteilen. Mit der Skyr-Masse übergießen und mit dem restlichen Bergkäse bestreuen.
8. Die Quiche für 30 Minuten im Ofen backen und mit den Frühlingszwiebeln bestreut servieren.

Türkische Pizza

4 Portionen

Nährwerte pro Portion: 455 kcal, 32 g KH, 53 g EW, 11 g FE
Punkte pro Portion: 3

Zutaten:

* 320 g Skyr
* 90 g Weizenmehl
* 4 Eier
* Salz und Pfeffer
* 150 g Tatar
* 5–7 Cherrytomaten, in Würfeln
* 1 Knoblauchzehe, gehackt
* 1–2 EL Tomatenmark
* ¼ Paprika rot und grün, in Würfeln

* ¼ TL Kreuzkümmel
* ½ TL Paprikapulver
* 1–2 EL Petersilie
* Eisbergsalat
* Hähnchengyros aus 1–2 Hähnchenbrustfilets, gebraten
* 2 TL Backpulver
* ½ Zwiebel, gehackt

Zubereitung:

1. Den Backofen auf 180 °C vorheizen und zwei Backbleche mit Backpapier auslegen.
2. Skyr, Eier, Mehl, Backpulver, Salz und Pfeffer in eine Schüssel geben und gut vermengen. Den Teig halbieren und jeweils auf die beiden Bleche verteilen. Für 10 Minuten im Ofen vorbacken.
3. Währenddessen Tatar mit Knoblauch, Zwiebel, Tomatenmark, Tomatenwürfeln, Petersilie, Paprika und Kreuzkümmel vermischen und mit Salz und Pfeffer abschmecken.
4. Diese Masse auf dem Teig verteilen und bei 200 °C für 10 Minuten backen.
5. Die Pizza mit Hähnchengyros und Eisbergsalat belegen und aufgerollt servieren.

Lauch-Tarte

12 Portionen

Nährwerte pro Portion: 650 kcal, 58 g KH, 29 g EW, 32 g FE
Punkte pro Portion: 6

Zutaten:

+ 175 g Roggenmehl
+ 75 g Dinkelmehl
+ 275 g Skyr
+ 75 g Butter
+ 2 TL Meersalz
+ 5 Stangen Lauch
+ 4 Eier
+ 150 g Blauschimmel-Käse
+ 1 TL Thymian, gehackt
+ 1 Prise Pfeffer

Zubereitung:

1. Den Backofen auf 180 °C vorheizen.
2. 125 g Skyr, Mehl, Butter und Salz in eine Schüssel geben und zu einem Teig verkneten. Diesen Teig für ½ Stunden in den Kühlschrank stellen.
3. Den Teig anschließend in einer Tarte Form verteilen und den Rand gut andrücken. Für 20 Minuten backen.
4. Währenddessen den Lauch putzen und in Ringe schneiden. Diesen in einem Topf mit gesalzenem Wasser für 10 Minuten kochen. Anschließend abgießen und gut abtropfen lassen.
5. Den Käse zerkleinern und zusammen mit 150 g Skyr, Thymian, Salz und Pfeffer vermengen. Den Lauch unterrühren und auf dem Tarte Boden verteilen.
6. Die Tarte für 30 Minuten backen.

Gefüllte und überbackene Pfannkuchen

4 Portionen

Nährwerte pro Portion: 348 kcal, 62 g KH, 12 g EW, 5 g FE
Punkte pro Portion: 7

Zutaten:

- 250 ml Milch, 1,5 %
- 125 g Weizenmehl
- 100 g Skyr, Vanille
- 100 g Erythrit
- 1 EL Zucker
- 1 EL Honig
- 3 Eiweiß
- 1 Ei
- ½ TL Natron
- 1 Orange
- 1 Prise Meersalz
- 1 EL Butter, geschmolzen

Zubereitung:

1. Mehl und Erythrit zusammen mit dem Natron in eine Schüssel geben und vermischen. Milch und Ei hinzugeben und zu einem Teig verkneten. Die Butter einrühren und den Teig quellen lassen.
2. In der Zwischenzeit die Orange waschen und die Schale dünn abreiben. Anschließend halbieren und auspressen.
3. Skyr zusammen mit den Orangenschalen, Honig und 3 EL Orangensaft cremig rühren.
4. Eine Pfanne auf dem Herd bei mittlerer Wärmezufuhr erhitzen und den Teig darin nach und nach ausbacken.
5. Die fertigen Pfannkuchen mit der Skyr-Masse bestreichen und aufrollen.
6. Die Pfannkuchen-Röllchen in eine Auflaufform legen und mit dem restlichen Orangensaft übergießen.
7. Nun den Backofen auf 180 °C vorheizen.
8. Das Eiweiß in ein hohes Rührgefäß geben und zusammen mit Meersalz und Zucker steif schlagen. Den Eischnee auf den Pfannkuchen Röllchen verteilen und für 15 Minuten backen.

Gefüllte Gemüsepfannkuchen

12 Portionen

Nährwerte pro Portion: 411 kcal, 17 g KH, 73 g EW, 5 g FE
Punkte pro Portion: 3

Zutaten:

- 200 g Eiklar
- 120 g Mehl
- 100 ml Mineralwasser mit Kohlensäure
- 100 ml Mandelmilch
- 1 TL Backpulver
- 200 g Feta

- 2 Möhren
- 5 Lauchzwiebeln
- 1 Paprikaschote, rot
- Salz und Pfeffer
- 400 g Skyr
- 1 TL Curry

Zubereitung:

1. Zuerst den Backofen auf 200 °C vorheizen und ein Backblech mit Backpapier auslegen.
2. Anschließend Mehl, Eiklar, Backpulver, Milch und Wasser zu einem homogenen Teig verarbeiten. Den Teig auf dem Backblech verteilen.
3. Die Paprika waschen, entkernen und in Streifen schneiden. Die Möhre schälen und ebenfalls in Streifen schneiden. Lauchzwiebeln waschen und in Ringe schneiden.
4. Die Gemüsestreifen auf dem Teig verteilen und den Feta zerbröselt darüber streuen.
5. Den Pfannkuchen für 20 Minuten backen.
6. Währenddessen den Skyr mit Curry, Salz und Pfeffer vermischen. Der Dip wird zu den Pfannkuchen Röllchen gereicht.
7. Zum Schluss den Pfannkuchen aus dem Ofen nehmen und der Länge nach aufrollen. Mit einem Pizzaschneider in Scheiben schneiden und mit dem Dip genießen.

Süßspeisen

Skyr-Auflauf

4 Portionen

Nährwerte pro Portion: 281 kcal, 24 g KH, 28 g EW, 7 g FE
Punkte pro Portion: 4

Zutaten:

- 350 g Skyr
- 500 g Magerquark
- 150 g Himbeeren, tiefgekühlt
- 30 g Weichweizengrieß
- 5 Eier
- 20 g Speisestärke
- 1 Päckchen Vanillezucker

Zubereitung:

1. Zunächst den Backofen auf 175 °C vorheizen und eine Auflaufform einfetten oder mit Backpapier auslegen.
2. Eier in eine Schüssel schlagen und mit Vanillezucker verquirlen.
3. Speisestärke und Weichweizengrieß hinzugeben und alles gut vermischen.
4. Anschließend noch Skyr und Magerquark unterrühren.
5. Den Teig in die vorbereitete Auflaufform füllen und mit den Himbeeren belegen.
6. Nun den Auflauf in den Ofen stellen und für 45–60 Minuten backen. 15 Minuten vor Ende der Backzeit einen Kochlöffel zwischen die Tür stecken, damit diese einen Spalt breit geöffnet ist und so die Feuchtigkeit entweichen kann.

Gefüllte Crêpes

10 Portionen

Nährwerte pro Portion: 132 kcal, 21 g KH, 7 g EW, 2 g FE
Punkte pro Portion: 3

Zutaten:

- 200 g Mehl
- 200 ml Milch, 1,5%
- 300 g Skyr
- 2 Eier
- 1 Päckchen Vanillezucker
- Beeren nach Wahl

Zubereitung:

1. Als Erstes die Eier in eine Schüssel schlagen und diese verquirlen.
2. Nun die restlichen Zutaten, bis auf die Früchte und 100 g Skyr zu den Eiern geben und alles zu einem homogenen Teig verarbeiten.
3. Eine Pfanne bei mittlerer Wärmezufuhr erhitzen und den Crêpes-Teig darin kellenweise ausbacken.
4. Währenddessen die Beeren waschen, ein paar als Füllung zur Seite legen und den Rest in einem Mixer pürieren.
5. Die fertigen Crêpes werden nun mit Skyr und den ganzen Beeren gefüllt und mit dem Fruchtspiegel ansprechend angerichtet.

Birnenauflauf

4 Portionen

Nährwerte pro Portion: 194 kcal, 30 g KH, 9 g EW, 4 g FE
Punkte pro Portion: 1

Zutaten:

- 200 g Skyr
- 30 g Haferflocken
- 1 Birne
- 7 Amarettini
- 1 Ei
- 1 Banane
- ½ TL Ahornsirup

Zubereitung:

1. Als Erstes die Birne schälen, vierteln, die Kerne entfernen und die Viertel in Spalten schneiden. Diese in eine Auflaufform verteilen.
2. Nun die Amarettini in einen Gefrierbeutel geben und zerbröseln. Die Brösel zusammen mit den Haferflocken vermengen und die Hälfte dieser Mischung über die Birnenspalten geben.
3. Die Banane schälen und mit einer Gabel zerquetschen. Den Skyr hinzugeben und vermischen. Ei und Ahornsirup ebenfalls unterrühren.
4. Die Skyr-Masse über die Birnen geben und mit den restlichen Bröseln bestreuen.
5. Den Auflauf für 30 Minuten bei 180 °C backen.

Skyr-Trifle

4 Portionen

Nährwerte pro Portion: 304 kcal, 36 g KH, 17 g EW, 10 g FE
Punkte pro Portion: 9

Zutaten:

- 100 g Dinkelvollkornmehl
- 50 g kalte Halbfettbutter, ungesalzen
- 40 g Kokosblütenzucker
- 1 Vanilleschote
- 1 Prise Salz
- 1 TL Wasser
- 450 g Skyr, Himbeere-Cranberry
- 100 ml Cremefine zum Schlagen
- 250 g Erdbeeren
- 1 Prise Kardamom

Zubereitung:

1. Den Backofen auf 180 °C vorheizen und ein Backblech mit Backpapier auslegen.
2. Die Vanilleschote halbieren und das Mark mit einem Messer herauskratzen.
3. Die Butter würfeln und zusammen mit Vanillemark, Mehl, Zucker, Salz und Wasser verkneten.
4. Den Teig in Streuseln auf dem Backblech verteilen und für 13 Minuten backen. Anschließend auskühlen lassen.
5. In der Zwischenzeit den Skyr zusammen mit Kardamom cremig rühren.
6. Die Sahne in ein hohes Rührgefäß geben und steif schlagen.
7. Die Erdbeeren waschen und kleinschneiden.
8. Nun Skyr, Erdbeeren und Streusel nacheinander in ein Glas füllen. Den Abschluss bilden die Streusel.

Haselnuss-Puffer

12 Portionen

Nährwerte pro Portion: 133 kcal, 10 g KH, 7 g EW, 7 g FE
Punkte pro Portion: 2

Zutaten:

- 375 g Skyr
- 9 EL Mehl
- 5 EL Milch, 1,5 %
- 2 EL Zucker
- 2 Eier
- 10 Haselnüsse, gemahlen
- Vanille
- etwas Öl für die Pfanne

Zubereitung:

1. Als Erstes wird der Skyr in eine Schüssel gegeben und mit Vanille und den Eiern vermischt.
2. Zucker, Mehl und Milch hinzugeben und alles zu einem homogenen Teig verarbeiten.
3. Etwas Öl in einer Pfanne bei mittlerer Wärmezufuhr erhitzen und die Puffer esslöffelweise hineingeben. In die Mitte der Puffer etwas von den Haselnüssen geben.
4. Die Puffer goldgelb von beiden Seiten ausbacken.

Muffins und Pops

Bananen Muffins

12 Portionen

Nährwerte pro Portion: 45 kcal, 6 g KH, 3 g EW, 1 g FE
Punkte pro Portion: 0

Zutaten:

- 500 g Skyr
- 100 g Erythrit
- 2 Eier
- 2 EL Grieß
- 1 Banane
- 1 Päckchen Vanillepuddingpulver

Zubereitung:

1. Die Banane schälen und in Scheiben schneiden.
2. Alle Zutaten in eine Schüssel geben und vermengen.
3. Den Teig in Muffinförmchen füllen und für 20 Minuten bei 200 °C backen.

Schokoladen Muffins mit Vanillehaube

6 Portionen

Nährwerte pro Portion: 160 kcal, 17 g KH, 12 g EW, 5 g FE
Punkte pro Portion: 4

Zutaten:

* 100 g Skyr
* 250 g Dose Kidneybohnen
* 70 g Backkakao
* 50 ml Milch, 1,5 %
* 30 g Zucker
* 2 Eier
* 1 TL Backpulver
* 200 g Skyr
* 1 Päckchen Vanillezucker
* ½ Päckchen Vanillepuddingpulver
* Süßstoff

Zubereitung:

1. Den Backofen auf 170 °C vorheizen und eine Muffinform einfetten.
2. Die Bohnen in ein Sieb geben und gründlich waschen.
3. Anschließend die Bohnen zusammen mit der Milch in einen Mixer geben und pürieren.
4. Zu dem Püree 100 g Skyr, Kakaopulver, Zucker, Eier, Backpulver und Süßstoff geben und alles gut vermengen.
5. Den Teig in die Muffinförmchen geben und im Backofen ca. 17 Minuten backen.
6. Währenddessen 200 g Skyr, Vanillezucker, Vanillepuddingpulver und Süßstoff miteinander verrühren.
7. Nach Ende der Backzeit, die Muffins etwas auskühlen lassen und die Creme als Topping darauf verteilen.

Kürbis Muffins

12 Portionen

Nährwerte pro Portion: 196 kcal, 23 g KH, 4 g EW, 10 g FE
Punkte pro Portion: 7

Zutaten:

- 1 Kürbis
- 100 g Kokosblütenzucker
- 120 g Butter
- 130 g Mehl
- 1 TL Backpulver
- 2 Eier

- ½ TL Zimt
- ½ TL Muskat
- 1 Prise Salz
- Skyr
- gepufftes Getreide
- Ahornsirup

Zubereitung:

1. Den Kürbis putzen, halbieren und die Kerne entfernen.
2. Die Hälfte des Kürbisses auf ein Backblech legen und für 40 Minuten bei 200 °C backen.
3. Anschließend aus dem Backofen nehmen und den Kürbis etwas auskühlen lassen.
4. Nun das Fruchtfleisch mit einem Esslöffel herauslösen und 250 g zur Seite stellen.
5. Die Butter schmelzen und etwas abkühlen lassen. Mit Zucker in eine Schüssel geben und schaumig schlagen. Die beiden Eier nacheinander hinzugeben und mit den 250 g Kürbis einrühren.
6. Danach Mehl, Muskat, Backpulver, Zimt und Salz zum Teig geben und alles gut verkneten.
7. Eine Muffinform mit Papierförmchen auslegen oder einfetten und den Teig darin verteilen.
8. Die Muffins bei 175° C für 20-25 Minuten backen.
9. Die Muffins abkühlen lassen und jeweils mit einem Klecks Skyr verfeinern. Etwas gepufftes Getreide darüber streuen und mit etwas Ahornsirup beträufeln.

Vanille-Mandel Muffins

12 Portionen

Nährwerte pro Portion: 69 kcal, 3 g KH, 6 g EW, 3 g FE
Punkte pro Portion: 1

Zutaten:

- 250 g Skyr, Vanille
- 50 g Eiweißpulver
- 50 g Mandeln, gemahlen
- 2 ½ TL Stevia
- 2 Eier
- 1 Päckchen Backpulver
- Vanillearoma

Zubereitung:

1. Skyr und Eier zusammen in eine Schüssel geben und cremig rühren. Mandeln, Eiweißpulver, Backpulver, Vanillearoma und Stevia hinzugeben und gut mit der Skyr-Masse vermischen.
2. Eine Muffinform mit Papierförmchen auskleiden oder einfetten und den Teig darin verteilen.
3. Für 45 Minuten bei 150 °C backen.

Zitronen Muffins

18 Portionen

Nährwerte pro Portion: 93 kcal, 8 g KH, 3 g EW, 5 g FE
Punkt pro Portion: 2

Zutaten:

+ 180 g Mehl
+ 200 g Skyr
+ 100 g Erythrit
+ 3 Eier
+ 1 Zitrone
+ 75 ml Rapsöl
+ gemahlene Vanille
+ ½ TL Backpulver
+ 1 Prise Salz

Zubereitung:

1. Den Backofen auf 200 °C vorheizen und Muffinförmchen entweder einfetten oder mit Papierförmchen auslegen.
2. Die Eier in eine Schüssel schlagen und mit Vanille und Salz fünf Minuten lang verquirlen. Dabei das Erythrit nach und nach hinzugeben.
3. Anschließend das Öl in die Schüssel geben und einrühren.
4. Die Zitrone waschen und die Schale dünn abreiben. Anschließend die Zitrone halbieren und den Saft auspressen.
5. Nun Skyr, Zitronensaft und Zitronenabrieb ebenfalls in die Schüssel geben und gut untermengen.
6. Zum Schluss noch Backpulver und Mehl vermengen und in die Schüssel sieben. Vorsichtig unter die Masse heben und den fertigen Teig in Muffinförmchen füllen.
7. Die Muffins für 18–20 Minuten backen.

Frühstücks-Muffins

10 Portionen

Nährwerte pro Portion: 286 kcal, 28 g KH, 9 g EW, 15 g FE
Punkte pro Portion: 9

Zutaten:

- 75 g Dinkelmehl
- 75 g Dinkelvollkornmehl
- 100 g Haferflocken
- 100 g Mandeln, gemahlen
- 50 g Kokosöl, geschmolzen
- 50 g Kokosblütenzucker
- 125 g Heidelbeeren
- 50 ml Mandelmilch
- 200 g Skyr

- 2 Eier
- ½ Zitrone, Saft
- 1 Zitrone, Abrieb
- 1 Päckchen Backpulver
- ¼ TL Vanillepulver
- 40 g Haferflocken
- 15 g Kokosöl, geschmolzen
- 15 g Kokosblütenzucker

Zubereitung:

1. 40 g Haferflocken zusammen mit 15 g Kokosöl, 15 g Kokosblütenzucker und 1 Prise Vanillepulver vermengen und beiseitestellen.
2. Den Backofen auf 175° C vorheizen und ein Muffinblech mit Papierförmchen auskleiden.
3. Nun Mandeln, Mehl, Haferflocken, Backpulver, Salz und Zitronenschalen miteinander vermischen.
4. Die Eier in eine Schüssel schlagen und zusammen mit dem Kokosblütenzucker schaumig schlagen. Das Kokosöl vorsichtig unter ständigem Rühren einlaufen lassen.
5. Skyr, Zitronensaft und Mandelmilch hinzugeben und alles gut vermengen.
6. Die Mehlmischung zum flüssigen Teig geben und alles gut verkneten.
7. Zum Schluss die Heidelbeeren hineingeben und unterrühren.
8. Den Teig in die Papierförmchen geben und mit dem vorbereiteten Topping (aus Schritt 1) garnieren.
9. Die Muffins für 25 Minuten backen.

Blaubeer-Küchlein

12 Portionen

Nährwerte pro Portion: 326 kcal, 30 g KH, 7 g EW, 19 g FE
Punkte pro Portion: 9

Zutaten:

- 350 g Skyr
- 250 g Margarine
- 180 g Vollkornmehl
- 150 g brauner Zucker
- 100 g Haferflocken
- 50 g Blaubeeren, getrocknet
- 2 Eier
- 1 TL Backpulver
- Puderzucker

Zubereitung:

1. Den Backofen auf 180 °C vorheizen.
2. Margarine und Zucker zusammen schaumig schlagen und die Eier untermischen.
3. Haferflocken, Mehl und Backpulver untermischen und zusammen mit dem Skyr verkneten. Zum Schluss noch die Blaubeeren untermengen.
4. Eine Muffin-Backform mit Papierförmchen auslegen und den Teig darin verteilen. Im vorgeheizten Backofen bei 180 °C für 30 Minuten backen.
5. Die Muffins etwas abkühlen lassen und mit Puderzucker bestreuen.

Skyr-Pops

48 Portionen

Nährwerte pro Portion: 37 kcal, 6 g KH, 1 g EW, 1 g FE
Punkt pro Portion: 1

Zutaten:

- 250 g Skyr
- 250 g Mehl
- 75 g Zucker
- 2 Eier
- 2 TL Backpulver
- 2 TL Orangenschalen, gerieben
- 1 Prise Vanillesalz
- etwas Öl
- Puderzucker

Zubereitung:

1. Den Skyr mit den Eiern in eine Schüssel geben und cremig rühren. Zucker, Orangenschalen und Salz unterrühren.
2. Backpulver und Mehl hinzugeben und zu einem Teig verarbeiten.
3. Den Cake-Pop Maker vorheizen und mit Öl einpinseln. Den Teig teelöffelweise hineingeben und die Cake-Pops ausbacken.
4. Die Pops etwas auskühlen lassen und mit Puderzucker bestreuen.

Kuchen und Torten

Heidelbeer-Torte

Nährwerte pro Portion: 142 kcal, 16 g KH, 6 g EW, 6 g FE
Punkte pro Portion: 4

Zutaten:

- 500 g Skyr
- 400 g Heidelbeeren
- 90 g Vollkornmehl
- 45 g Maisstärke
- 1 Tüte Sahnesteif

- 250 ml Sahne
- 1 Päckchen Vanillezucker
- 16 g Stevia
- ½ Päckchen Backpulver

Zubereitung:

1. Die Eier trennen und das Eiweiß steif schlagen. Währenddessen Stevia zum Eiweiß geben.
2. Das Eigelb in eine Schale geben und mit 3 EL heißem Wasser verquirlen. Mit Vanillezucker vermischen und alles mit einem Handrührgerät für 5–6 Minuten cremig rühren.
3. Nun den Eischnee vorsichtig unterheben. Außerdem Backpulver, Mehl und Maisstärke vermischen und ebenfalls unter den Teig rühren.
4. Den Teig in eine Springform füllen und für 12–14 Minuten bei 175° C backen.
5. Währenddessen die Sahne zusammen mit dem Sahnesteif steif schlagen und die Sahne mit dem Skyr vermengen.
6. Die Heidelbeeren gründlich waschen.
7. Nach Ende der Backzeit den Biskuitboden auskühlen lassen und in der Mitte der Länge nach teilen.
8. Eine Hälfte zurück in die Springform geben und mit etwas Skyr-Creme einstreichen. Mit ein paar Heidelbeeren belegen.
9. Nun den zweiten Boden auflegen und wieder mit Skyr-Creme und Heidelbeeren einstreichen und belegen.
10. Zum Schluss die Heidelbeer-Torte für mindestens 2 Stunden in den Kühlschrank stellen.

Cheesecake

24 Portionen

Nährwerte pro Portion: 142 kcal, 9 g KH, 4 g EW, 9 g FE
Punkte pro Portion: 4

Zutaten:

• 200 g Vollkorn-Butterkekse
• 550 g Skyr, Vanille
• 350 g Frischkäse, light
• 250 g Erythrit
• 1 Ei
• 50 ml Sahne
• 90 g Butter
• 1 Päckchen Vanillezucker
• 1 Päckchen Vanillepuddingpulver
• ½ TL Salz

Zubereitung:

1. Die Butter in einen Topf geben und schmelzen.
2. Die Butterkekse zerbröseln und mit Salz, 30 g Erythrit und der geschmolzenen Butter vermischen.
3. Eine Springform mit Backpapier auslegen und den Keksteig darin verteilen und festdrücken.
4. Den Boden für 15 Minuten bei 180 °C backen und anschließend abkühlen lassen.
5. Währenddessen den Skyr zusammen mit dem Frischkäse vermengen und das restliche Erythrit und den Vanillezucker unterrühren.
6. Nun das Ei, die Sahne und das Vanillepuddingpulver ebenfalls untermischen und auf dem Keksboden verteilen.
7. Den Kuchen zunächst für 45 Minuten bei 180 °C backen. Anschließend die Temperatur auf 160 °C verringern und für weitere 30 Minuten fertig backen.
8. Zum Schluss den Kuchen für 1 Stunde bei leicht geöffneter Ofentür auskühlen lassen und im Kühlschrank für 8 Stunden ruhen lassen.

Rosinenkuchen

12 Portionen

Nährwerte pro Portion: 86 kcal, 11 g KH, 6 g EW, 2 g FE
Punkt pro Portion: 1

Zutaten:

- 450 g Skyr
- 100 g Erythrit
- 3 Eier
- 1 Prise Salz
- 17 Löffelbiskuits
- Rosinen

Zubereitung:

1. Die Eier trennen und das Eiweiß zusammen mit dem Salz steif schlagen.
2. Eigelb und Erythrit verquirlen und mit dem Skyr cremig rühren.
3. Den Eischnee zur Skyr-Masse geben und unterheben.
4. Nun Rosinen nach Belieben zum Teig geben und untermischen.
5. Den Boden einer 26er Springform mit den Löffelbiskuits auslegen und die Skyr-Masse darauf verteilen.
6. Den Kuchen für 30 Minuten bei 170 °C backen.

Apfel-Grieß-Kuchen

12 Portionen

Nährwerte pro Portion: 107 kcal, 16 g KH, 8 g EW, 1 g FE
Punkt pro Portion: 2

Zutaten:

+ 200 g Skyr
+ 500 g Magerquark
+ 200 g Magerjoghurt
+ 100 g Erythrit
+ 100 g Grieß
+ 2 Eier
+ 1 Päckchen Vanillepuddingpulver
+ 2 Äpfel
+ 1 Handvoll Rosinen

Zubereitung:

1. Die Eier trennen und das Eiweiß steif schlagen.
2. Eigelb zusammen mit Skyr, Quark und Joghurt vermischen und mit Erythrit, Rosinen, Puddingpulver und Grieß zu einem Teig verkneten.
3. Das Eiweiß unter den Teig heben und in eine mit Backpapier ausgelegte Springform füllen.
4. Die Äpfel schälen, entkernen und in Spalten schneiden. Diese in den Teig drücken und den Kuchen für 50–60 Minuten bei 170 °C backen.
5. Zum Schluss den Kuchen für 10 Minuten abkühlen lassen, bevor er aus der Springform gelöst wird.

Käsekuchen mit Heidelbeer-Haube

12 Portionen

Nährwerte pro Portion: 177 kcal, 14 g KH, 7 g EW, 10 g FE
Punkte pro Portion: 5

Zutaten:

- 470 g Skyr
- 150 ml Sahneersatz
- 150 g Erythrit
- 125 g Vollkornkekse
- 50 g Butter, zerlassen
- 2 EL Mehl
- 3 Eier
- 200 g Heidelbeeren, tiefgekühlt
- 2 EL Puderzucker
- 1 Handvoll Heidelbeeren

Zubereitung:

1. Zunächst den Backofen auf 180 °C vorheizen und eine Springform mit Backpapier auslegen. Die Heidelbeeren auftauen lassen.
2. Die Kekse in einen Gefrierbeutel geben und zerbröseln. Diese Brösel zusammen mit Butter vermengen und als Boden in die Springform geben. Fest andrücken.
3. Den Boden für 15 Minuten backen.
4. Währenddessen Mehl, Erythrit, Sahne und Skyr in einer Schüssel vermengen und die Eier unterrühren.
5. Den Boden aus dem Backofen nehmen und die Skyr-Creme darauf verteilen. Nochmals für 40 Minuten backen.
6. Anschließend die Wärmezufuhr auf 150 °C verringern und den Kuchen für weitere 30 Minuten backen.
7. Den Kuchen bei leicht geöffneter Ofentür auskühlen lassen. Danach für 1 Stunde im Kühlschrank kühlen.
8. Nun die aufgetauten Heidelbeeren zusammen mit dem Puderzucker pürieren und durch ein Sieb passieren. Diese Masse auf dem fertigen Kuchen verteilen und mit den frischen Heidelbeeren garnieren.

Blaubeerkuchen

12 Portionen

Nährwerte pro Portion: 230 kcal, 23 g KH, 5 g EW, 12 g FE
Punkte pro Portion: 7

Zutaten:

- 200 g Skyr
- 500 g Blaubeeren
- 150 g Weizenmehl
- 150 g Weizenschrot
- 150 g Butter
- 150 g Erythrit
- 2 Eier
- 1 TL Backpulver
- 1 TL Vanillezucker
- Fett für die Backform

Zubereitung:

1. Den Backofen auf 200 °C vorheizen und ein 28er Tarte Form einfetten.
2. 100 g Erythrit, Butter und 1 Ei in eine Schüssel geben und schaumig schlagen.
3. Mehl und Backpulver hinzugeben und zu einem homogenen Teig verarbeiten.
4. Den Teig in der Backform verteilen. Dabei gut andrücken.
5. Nun Skyr, 1 Ei, 50 g Erythrit, Vanillezucker und Blaubeeren vermengen und die Creme auf den Teig geben.
6. Den Kuchen für 30–40 Minuten backen und anschließend vor dem Servieren etwas abkühlen lassen.

Cheesecake mit Zitronenglasur

24 Portionen

Nährwerte pro Portion: 178 kcal, 9 g KH, 6 g EW, 13 g FE
Punkte pro Portion: 3

Zutaten:

- 900 g Skyr
- 300 g Frischkäse, Natur
- 275 g Erythrit
- 200 g Halbfettbutter
- 3 EL Speisestärke
- 2 EL Mehl
- 2 EL Pflanzenöl

- 2 Eier
- 2 Zitronen, Saft und Abrieb
- 2 Prisen Salz
- 1 Päckchen Vanillezucker
- 1 Paket Vollkornkekse
- 4 cl Limoncello
- ½ Päckchen Backpulver

Zubereitung:

1. Die Kekse in einen Gefrierbeutel geben und zerkleinern. 25 g Erythrit, Mehl und Salz hinzugeben und gut vermengen.
2. Nun 150 g Butter schmelzen und mit der Bröselmischung vermengen. Die Bröselmischung in eine Springform geben und gut andrücken. Bei 160 °C für 10 Minuten backen.
3. Währenddessen Skyr, Frischkäse, Vanillezucker, 200 g Erythrit, Salz, 1 Ei, die Hälfte des Zitronenabriebs und etwas Salz in eine Schüssel geben und zu einem cremigen Teig verarbeiten. Nach und nach das Öl hineingießen und untermengen.
4. Backpulver und Stärke sieben und zur Skyr-Masse geben. Alles gut verkneten.
5. Den Boden aus dem Ofen nehmen und abkühlen lassen. Die Creme anschließend darauf verteilen und den Kuchen bei 160 °C für 60–70 Minuten backen.
6. Nun wird das Topping hergestellt. Hierfür das restliche Erythrit zusammen mit dem Ei, dem restlichen Zitronenabrieb und dem Zitronensaft in eine Schüssel geben und über einem Wasserbad erwärmen, bis die Masse etwas eingedickt ist.
7. Die restliche Butter mit dem Limoncello verrühren und unter die Zitronenmasse rühren.
8. Das Topping etwas abkühlen lassen und auf dem Kuchen verteilen. Im Kühlschrank erkalten lassen, bevor er serviert wird.

Schokoladenkuchen

12 Portionen

Nährwerte pro Portion: 197 kcal, 25 g KH, 9 g EW, 7 g FE
Punkte pro Portion: 7

Zutaten:

- 250 g Skyr
- 250 ml Buttermilch
- 150 g Kidneybohnen
- 80 g Datteln, getrocknet
- 50 g Zucker, braun
- 40 g Proteinpulver
- 40 g Schokolade, dunkel
- 40 g Haferflocken, zart
- 40 ml Honig
- 30 g Leinsamen
- 30 g Mandeln, gemahlen
- 30 g Mandeln, gehackt
- 30 g Kakao
- 20 g Grieß
- 2 Eier
- 2 Päckchen Vanillezucker
- 1 Banane

Zubereitung:

1. Die Eier zusammen mit Buttermilch, Skyr, Vanillezucker, Honig und braunem Zucker in eine Schüssel geben und cremig rühren.
2. Die Schokolade fein raspeln und mit dem Kakao vermengen. Beides unter die Creme mischen und Leinsamen, Proteinpulver, Haferflocken, Mandeln und Grieß unterrühren.
3. Nun alles 10 Minuten quellen lassen.
4. In der Zwischenzeit die Bohnen in ein Sieb geben und gründlich waschen. Zusammen mit der Banane in eine Schüssel geben und mithilfe einer Gabel zerquetschen. Die Datteln kleinschneiden.
5. Bohnen-Mischung und Datteln unter die Creme rühren und das Ganze in eine Silikonform füllen.
6. Den Kuchen für ca. 30 Minuten bei 180 °C backen. Zum Abkühlen die Ofentur einen Spalt breit öffnen.

Vanille-Skyr-Kuchen mit Kokos

24 Portionen

Nährwerte pro Portion: 62 kcal, 6 g KH, 2 g EW, 3 g FE
Punkte pro Portion: 2

Zutaten:

- 280 g Skyr
- 400 ml Mandelmilch
- 100 g Kokosflocken
- 2 Eier
- 10 Tropfen Vanilleextrakt
- 2 Packungen Vanillepuddingpulver
- 100 g Xucker light

Zubereitung:

1. Zunächst den Backofen auf 180 °C vorheizen und eine Springform (20 cm) einfetten.
2. Anschließend Milch in einen Topf geben und 1 Packung Puddingpulver nach Packungsanweisung zubereiten.
3. Den Skyr in eine Schüssel geben und mit der zweiten Packung Vanillepuddingpulver, dem Vanilleextrakt, Xucker und den Kokosflocken vermengen.
4. Nun die Eier in den fertigen Pudding rühren und die Skyr-Masse unterheben.
5. Den Puddingteig in die vorbereitete Springform füllen und für 25 Minuten backen.

Vanille-Tarte

12 Portionen

Nährwerte pro Portion: 145 kcal, 16 g KH, 5 g EW, 7 g FE
Punkte pro Portion: 5

Zutaten:

- 200 g saure Sahne
- 230 g Mehl, Type 1050
- 450 g Skyr Vanille
- 100 g Butter
- 80 g Mandelblättchen
- 70 g Rohrohrzucker
- 1 Ei

- 2 EL Puderzucker
- 4 Blatt Gelatine
- 1 Prise Salz
- 3 Orangen
- schwarzer Pfeffer
- 1 Granatapfel

Zubereitung:

1. Zunächst eine Pfanne erwärmen und die Mandelblättchen darin anrösten. Anschließend vom Herd nehmen und auskühlen lassen.
2. Nun 40 g der Mandelblättchen zusammen mit Butter, Mehl, Ei, Zucker und Salz in eine Schüssel geben und zu einem Teig verkneten.
3. Eine Auflaufform einfetten und den Teig hineingeben. Diesen mehrfach mit einer Gabel einstechen und für 30 Minuten in den Kühlschrank stellen.
4. Nun den Backofen auf 175° C vorheizen und den Teig mit Backpapier belegen. Mit Backerbsen beschweren und den Teig für 10 Minuten backen. Die Backerbsen und das Backpapier entfernen und den Teig für weitere 12–15 Minuten backen und danach auskühlen lassen.
5. Währenddessen die Gelatine in Wasser einweichen.
6. Skyr mit saurer Sahne und Puderzucker cremig rühren.
7. Die Gelatine ausdrücken und in einem Topf bei mittlerer Wärmezufuhr schmelzen. Anschließend vom Herd nehmen und 3 EL der Skyr-Mischung hineinrühren.
8. Die Gelatine-Mischung nun in die restliche Skyr-Mischung rühren und auf dem erkalteten Tarte Boden geben. Schön verteilen und für 3–4 Stunden in den Kühlschrank stellen.
9. Nun die Orangen waschen und die Schale fein abreiben. Die restliche Schale entfernen und die Filets herauslösen. Den Granatapfel halbieren und die Kerne herauslösen. Beides vermischen und mit Pfeffer würzen.
10. Den Orangensalat kurz vor dem Servieren auf der Tarte verteilen und mit den restlichen Mandeln garnieren.

Rührkuchen

24 Portionen

Nährwerte pro Portion: 260 kcal, 19 g KH, 4 g EW, 4 g FE
Punkte pro Portion: 4

Zutaten:

- 350 g Skyr, Vanille
- 400 g Mehl
- 150 g brauner Zucker
- 100 g Margarine
- 2 Eier
- 2 TL geriebene Zitronenschalen
- 1 TL Backpulver

Zubereitung:

1. Zunächst den Zucker zusammen mit der Margarine in eine Schüssel geben und schaumig schlagen.
2. Eier, Skyr und Zitronenschalen unterrühren.
3. Mehl und Backpulver hinzugeben und alles gut verkneten.
4. Eine Gugelhupf Form einfetten und den Teig darin verteilen.
5. Den Kuchen im vorgeheizten Backofen für 40 Minuten backen. Anschließend 10 Minuten auskühlen lassen und aus der Form stürzen.

Zupfkuchen

12 Portionen

Nährwerte pro Portion: 177 kcal, 15 g KH, 11 g EW, 8 g FE
Punkte pro Portion: 4

Zutaten:

- 100 g Erdmandelöl
- 60 g Erythrit
- 45 g Kokosöl
- 2 Eier
- 40 g Backkakao
- 7 g Weinsteinbackpulver
- 1 Prise Salz
- 1 kg Skyr
- 2 Packungen Vanillepuddingpulver
- 1 Limette, Saft und Abrieb

Zubereitung:

1. Zunächst den Backofen auf 150 °C vorheizen und eine Springform (20 cm) mit Backpapier auslegen.
2. Das Kokosöl in einen Topf geben und schmelzen lassen.
3. Anschließend das Kokosöl zusammen mit Erythrit, Eiern, Erdmandelöl, Backkakao, Backpulver und Salz in eine Schüssel geben und vermengen. Mit 2/3 des Teiges den Boden und die Seiten der Springform auskleiden.
4. Skyr, Limettensaft und -abrieb sowie das Puddingpulver in einer Schüssel geben und zu einer Creme verrühren. Diese in die Springform füllen.
5. Den Kuchen für 45 Minuten backen. Anschließend für 10 Minuten auskühlen lassen.

Zitronentorte

24 Portionen

Nährwerte pro Portion: 140 kcal, 12 g KH, 3 g EW, 9 g FE
Punkte pro Portion: 6

Zutaten:

+ 350 g Skyr, Vanille
+ 250 g Schlagsahne
+ 200 g Haferkekse
+ 75 g Butter
+ 125 g brauner Zucker
+ 4 EL Lemon Curd
+ 3 Eier
+ 2 Tüten Gelatine-Fix
+ 1 Zitrone

Zubereitung:

1. Zunächst den Backofen auf 180 °C vorheizen und eine Springform mit Backpapier auslegen.
2. Die Kekse in einen Gefrierbeutel geben und zerbröseln. Mit Butter vermengen und in der Springform verteilen. Dabei gut festdrücken.
3. Den Boden für 15 Minuten backen. Anschließend gut auskühlen lassen.
4. Nun die Sahne in ein hohes Rührgefäß geben und steif schlagen.
5. Die Zitrone gründlich waschen, die Schale abreiben, die Zitronen halbieren und auspressen.
6. Skyr zusammen mit Zitronenschalen, 1 EL Zitronensaft und Gelatine in eine Schüssel geben und vermengen. Die Sahne unterheben.
7. Anschließend die Eier in eine Schüssel schlagen und zusammen mit dem Zucker schaumig schlagen. Diese Mischung zur Skyr-Mischung geben und untermischen. Die Creme auf dem Boden verteilen und für 2 Stunden kaltstellen.
8. Zum Schluss den Kuchen mit Lemon Curd bestreichen und für eine weitere Stunde kühlen.

Zebra Kuchen

12 Portionen

Nährwerte pro Portion: 60 kcal, 6 g KH, 6 g EW, 1 g FE
Punkt pro Portion: 1

Zutaten:

* 250 g Skyr
* 80 g Grieß
* 20 g Eiweißpulver, Vanille
* 20 g Backkakao
* 40 ml Wasser
* 2 Eier
* 1 TL Backpulver
* 5 EL Erythrit

Zubereitung:

1. Zuerst die Eier trennen und das Eiweiß steif schlagen.
2. Die restlichen Zutaten mit Ausnahme des Backkakaos in einer Schüssel vermengen und das Eiweiß unterheben.
3. Den Teig in zwei gleich große Hälften teilen und einen Teil mit dem Backkakao vermischen.
4. Nun den Backofen auf 180 °C vorheizen und eine 18 cm Backform mit Backpapier auslegen.
5. Den hellen und den dunklen Teig nun esslöffelweise nacheinander in die Mitte der Form geben, sodass ein Zebramuster entsteht.
6. Den Kuchen für 25–30 Minuten backen.

Brownies

12 Portionen

Nährwerte pro Portion: 186 kcal, 26 g KH, 6 g EW, 6 g FE
Punkte pro Portion: 6

Zutaten:

- 175 g Mehl
- 50 g Proteinpulver
- 2 Eier
- 125 g Schokolade, geschmolzen
- 90 g Xylit
- 50 g Skyr
- 2 ½ TL Weinsteinbackpulver
- 1 EL Mandelmus

- 1 TL Zimt
- 1 EL Backkakao
- ¾ TL Natron
- 100 g Himbeeren
- 200 g Apfelmus
- 1 Prise Salz
- Puderzucker

Zubereitung:

1. Den Backofen auf 180 °C vorheizen und ein Backblech mit Backpapier auslegen.
2. Die Eier in eine Schüssel schlagen und mit dem Xylit schaumig schlagen.
3. Skyr, Schokolade, Mandelmus, Zimt, Kakao, Apfelmus und Salz zu den Eiern geben und vermischen.
4. Anschließend Mehl, Proteinpulver und Backpulver hinzugeben und zu einem Teig verkneten.
5. Den Teig auf dem Backblech verteilen und die Himbeeren hineindrücken.
6. Für 20–25 Minuten im Backofen fertig backen. Auskühlen lassen und mit dem Puderzucker bestreuen.

Zitronen-Skyr-Schnitten

24 Portionen

Nährwerte pro Portion: 129 kcal, 23 g KH, 2 g EW, 3 g FE
Punkte pro Portion: 3

Zutaten:

• 400 g Mehl
• 250 g Halbfettbutter
• 200 g Erythrit
• 150 ml Zitronensaft
• 4 EL Skyr
• 1 Zitrone, Saft und Abrieb
• 250 g Xucker, als Puderzucker
• 3–4 EL Zitronensaft

Zubereitung:

1. Den Backofen auf 175° C vorheizen und ein Backblech mit Backpapier auslegen.
2. Butter zusammen mit Erythrit in eine Schüssel geben und schaumig schlagen.
3. Mehl und Backpulver vermischen.
4. Die Eier zur Butter-Mischung geben und unterrühren. Nun abwechselnd Mehl-Mischung, Zitronensaft und Skyr zur Butter-Mischung geben und alles gut verrühren.
5. Den Teig in die Backform geben und für 20 Minuten backen.
6. Den fertigen Kuchen mit einem Holzstäbchen mehrfach einstechen und mit Saft der Zitrone beträufeln.
7. Den restlichen Zitronensaft mit dem Xucker-Puderzucker vermischen und den Zuckerguss auf dem Teig verteilen.

Apfelkuchen

24 Portionen

Nährwerte pro Portion: 81 kcal, 9 g KH, 3 g EW, 4 g FE
Punkte pro Portion: 2

Zutaten:

- 150 g Skyr
- 100 g Buchweizenmehl
- 100 ml Milch, 1,5 %
- 65 g Kokosmehl
- 85 g Mandeln, gemahlen
- 2 Eier
- 120 g Xucker light

- Vanillearoma
- 2 EL Kokosöl
- 1 EL Backpulver
- 3 Äpfel, geschält, entkernt, in Spalten
- 1 EL Zimt
- 1 EL Xucker light

Zubereitung:

1. Den Backofen auf 180 °C vorheizen und eine Kastenform einfetten oder mit Backpapier auslegen.
2. Die Eier trennen und das Eiweiß steif schlagen.
3. Beide Mehlsorten zusammen mit Mandeln, Backpulver und Xucker light in einer Schüssel vermengen.
4. In einer zweiten Schüssel Skyr, Milch, Kokosöl, Eigelb und Vanillearoma mischen.
5. Den Inhalt beider Schüsseln zusammen gut vermengen und den Eischnee vorsichtig unterheben.
6. Nun die Hälfte des Teiges in die Kastenform füllen und die Hälfte der Apfelspalten auf dem Teig verteilen. Mit der zweiten Hälfte des Kuchenteigs übergießen und mit den restlichen Apfelspalten belegen.
7. Den Kuchen zum Schluss mit einer Mischung aus Xucker light und Zimt bestreuen.
8. Fertig gebacken wird der Kuchen in ungefähr 40–50 Minuten. Die Stäbchenprobe hilft herauszufinden, wann der Kuchen durch ist.

Zitronen-Gugelhupf

24 Portionen

Nährwerte pro Portion: 89 kcal, 8 g KH, 2 g EW, 5 g FE
Punkte pro Portion: 2

Zutaten:

* 110 g Skyr
* 130 g Erythrit
* 110 g Sonnenblumenöl
* 3 Eier
* 70 g Zitronensaft
* 260 g Mehl
* 1 EL Zitronenabrieb
* ¾ Päckchen Backpulver
* 1 Prise Salz

Zubereitung:

1. Den Backofen auf 175° C vorheizen und eine Gugelhupf Form (20 cm) einfetten und mit Mehl bestäuben.
2. Die Eier in eine Schüssel schlagen und zusammen mit dem Erythrit schaumig schlagen.
3. Skyr, Öl, Zitronensaft, Zitronenschalen und Salz hinzugeben. Mehl und Backpulver ebenfalls einfüllen und alles gut miteinander vermischen.
4. Den Teig in die Kuchenform füllen und den Kuchen für 45–50 Minuten backen.

Käsekuchen im Glas

12 Portionen

Nährwerte pro Portion: 175 kcal, 33 g KH, 7 g EW, 1 g FE
Punkte pro Portion: 3

Zutaten:

- 400 g Skyr
- 200 g Frischkäse light
- 200 ml Orangensaft (ohne Zuckerzusatz)
- 60 g Zucker
- 2 Eier
- 1 TL Orangenschalen
- 12 Löffelbiskuits
- 12 Weck-Gläser (160ml)

Zubereitung:

1. Den Backofen auf 180 °C vorheizen. Wasser im Wasserkocher zum Kochen bringen.
2. Jeweils ein Löffelbiskuit in einem der Weck-Gläser zerbröseln.
3. Skyr mit Frischkäse, Eiern, Orangenschalen, Orangensaft und Zucker in eine Schüssel geben und vermischen. Dabei nicht zu schnell verrühren, damit der Frischkäse nicht wässert.
4. Die Skyr-Masse auf die Gläser verteilen und diese in eine Auflaufform stellen. Die Auflaufform mit dem kochenden Wasser auffüllen und für 30 Minuten in den Backofen stellen.
5. Nach Ende der Backzeit die Gläser mit Gummiring, Deckel und Klammern verschließen und vollständig auskühlen lassen.

Plätzchen und Kekse

Skyr-Butter-Plätzchen

20 Portionen

Nährwerte pro Portion: 83 kcal, 10 g KH, 2 g EW, 4 g FE
Punkte pro Portion: 3

Zutaten:

- 200 g Skyr
- 200 g Dinkelvollkornmehl
- 80 g Butter
- 50 g Rohrzucker
- 1 TL Weinsteinbackpulver

Zubereitung:

1. Zunächst alle Zutaten mit Ausnahme des Zuckers in eine Schüssel geben und verkneten.
2. Den Teig in Klarsichtfolie wickeln und für 30 Minuten in den Kühlschrank legen.
3. Anschließend den Teig ausrollen, nach Belieben ausstechen und auf ein mit Backpapier ausgelegtes Backblech legen.
4. Die Kekse mit Zucker bestreuen und für 12 Minuten bei 160 °C backen.

Blättrige Plätzchen

20 Portionen

Nährwerte pro Portion: 71 kcal, 8 g KH, 2 g EW, 3 g FE
Punkte pro Portion: 2

Zutaten:

* 200 g Skyr
* 200 g Mehl
* 80 g Halbfettbutter
* 50 g Erythrit
* 1 TL Backpulver

Zubereitung:

1. Den Skyr zusammen mit der Butter in eine Schüssel geben und gut vermengen.
2. Mehl und Backpulver vermischen und in die Schüssel sieben. Die Masse gut verkneten, zu einer Kugel formen, in Frischhaltefolie packen und für 30 Minuten im Kühlschrank ziehen lassen.
3. Währenddessen ein Backblech mit Backpapier auslegen und den Backofen auf 180 °C vorheizen.
4. Anschließend den Teig auf einer bemehlten Arbeitsfläche 2–3 mm dünn ausrollen und Kreise von 10 cm Durchmesser ausstechen.
5. Das Erythrit in einen tiefen Teller geben.
6. Die Kreise mit einer Seite in den Zucker legen, herausnehmen und zusammenklappen, sodass die Seite mit dem Zucker innen liegt. Diesen Vorgang mit dem Halbkreis wiederholen und zu einem Viertelkreis zusammenfalten. Den Teigling auf das Backblech legen und mit dem restlichen Teig ebenso verfahren.
7. Die Plätzchen werden für 30–40 Minuten im Ofen fertig gebacken.

Chia-Kekse

25 Portionen

Nährwerte pro Portion: 24 kcal, 2 g KH, 2 g EW, 1 g FE
Punkte pro Portion: 0

Zutaten:

+ 250 g Skyr
+ 50 g Kokosmehl
+ 20 g Chiasamen
+ 20 g Dinkelkleie
+ 2 TL Flohsamenschalen
+ 1 Ei
+ 1 TL Backpulver
+ einige Himbeeren oder Obst nach Wahl
+ 20 g Erythrit

Zubereitung:

1. Skyr, Himbeeren und Erythrit in eine Schüssel geben und vermengen.
2. Die restlichen Zutaten hinzugeben und verkneten.
3. Aus dem Teig mit den Händen 25 Bällchen formen und diese auf ein mit Backpapier ausgelegtes Backblech legen.
4. Die Kekse für 20 Minuten bei 180 °C backen.

Kirschschnecken

15 Portionen

Nährwerte pro Portion: 145 kcal, 22 g KH, 5 g EW, 4 g FE
Punkte pro Portion: 5

Zutaten:

- 300 g Mehl
- 130 g Skyr
- 40 g Zucker
- 50 g Butter
- 1 ½ EL Wasser, lauwarm
- 1 Ei
- 1 TL Vanille
- Zitronenschale einer halben Zitrone

- 1/3 Würfel Hefe
- 1 Prise Salz
- 130 g Frischkäse
- 40 g Skyr
- 40 g Puderzucker
- 1 Ei
- 13 g Speisestärke
- 100 g Sauerkirschen

Zubereitung:

1. Wasser in eine Schüssel geben und die Hefe zusammen mit dem Zucker darin auflösen.
2. 130 g Skyr, Mehl, 1 Ei, Salz, Butter, Zitronenschale und Vanille hinzugeben und mit dem Handrührgerät zu einem homogenen Teig verkneten.
3. Anschließend den Teig nochmals mit den Händen durchkneten, in eine Schüssel legen und zugedeckt für 1 Stunde an einem warmen Ort gehen lassen.
4. Währenddessen den Frischkäse zusammen mit dem restlichen Skyr und dem Ei vermengen.
5. Speisestärke und Puderzucker vermischen und in die Schüssel sieben. Vorsichtig unterheben.
6. Die Kirschen halbieren und entkernen.
7. Nun den Hefeteig aus der Schüssel nehmen und auf einer bemehlten Arbeitsfläche zu einem Rechteck ausrollen.
8. Die Frischkäse-Masse auf das Rechteck streichen und mit den Kirschen belegen.
9. Den Teig von der langen Seite her aufrollen und in 15 Scheiben schneiden. Diese auf ein mit Backpapier ausgelegtes Backblech legen.
10. Die Schnecken nochmals für 15 Minuten ruhen lassen und anschließend für 25 Minuten bei 180 °C backen.

Skyr-Plätzchen

20 Portionen

Nährwerte pro Portion: 104 kcal, 14 g KH, 3 g EW, 4 g FE
Punkte pro Portion: 4

Zutaten:

- 375 g Mehl
- 250 g weiche Halbfettbutter
- 150 g Erythrit
- 150 g Skyr, etwas mehr zum Bestreichen
- 1 Ei, Eiweiß für den Teig, Eigelb zum Einstreichen

Zubereitung:

1. Zunächst den Backofen auf 180 °C vorheizen und ein Backblech mit Backpapier auslegen.
2. Alle Zutaten zusammen in eine Schüssel geben und verkneten.
3. Den Teig auf einer bemehlten Arbeitsfläche ausrollen und ausstechen.
4. Skyr und das Eigelb vermischen und die Plätzchen damit einstreichen.
5. Die Plätzchen für 14 Minuten backen.

Skyr-Kekse

12 Portionen

Nährwerte pro Portion: 200 kcal, 22 g KH, 3 g EW, 11 g FE
Punkte pro Portion: 8

Zutaten:

+ 380 g Mehl
+ 250 g weiche Butter
+ 1 Ei
+ 140 g brauner Zucker
+ 150 g Skyr
+ 1 Prise Vanille, gemahlen
+ 1 EL brauner Zucker

Zubereitung:

1. Zunächst den Backofen auf 180 °C vorheizen und ein Backblech mit Backpapier auslegen.
2. Das Ei trennen und das Eigelb beiseitestellen.
3. Eiweiß zusammen mit Zucker, Skyr, Mehl, Butter und Vanille in eine Schüssel geben und verkneten.
4. Diesen Teig portionsweise rechteckig ausrollen und mit einem Pizzamesser zu Quadraten schneiden.
5. Die Teiglinge auf das Backblech legen und mit dem Eigelb einstreichen. Mit etwas braunem Zucker bestreuen und für 15 Minuten backen.

Zimtschnecken

15 Portionen

Nährwerte pro Portion: 315 kcal, 35 g KH, 5 g EW, 17 g FE
Punkte pro Portion: 9

Zutaten:

* 500 g Mehl
* 150 g Skyr
* 300 g Margarine
* 4 EL Zucker
* ½ TL Kardamom
* ½ TL Salz
* 50 g brauner Zucker
* 1 EL Zimt
* Hagelzucker

Zubereitung:

1. Skyr, Margarine, Mehl, Zucker, Kardamom und Salz in eine Schüssel geben und verkneten.
2. Den Teig für 1 ½ Stunden in den Kühlschrank stellen.
3. Den Backofen auf 200 °C vorheizen und ein Backblech mit Backpapier auslegen.
4. Nun Zimt, braunen Zucker und Kardamom vermengen.
5. Den Teig auf einer mit Backpapier ausgelegten Arbeitsfläche rechteckig ausrollen, mit der Zucker-Mischung bestreuen und der Länge nach aufrollen.
6. Die Rolle mit einem Pizzaschneider in Scheiben schneiden und auf das Backblech legen. Die Schnecken mit Hagelzucker bestreuen und im Backofen für 15 Minuten backen.

Milton Keynes UK
Ingram Content Group UK Ltd.
UKHW010648170124
436161UK00003B/26

9 781647 802257